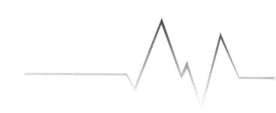

抗疫心灵处方

庄恩岳 著

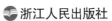浙江人民出版社

图书在版编目（CIP）数据

抗疫心灵处方 / 庄恩岳著 . — 杭州：浙江人民出版社，2020.2（2020.7 重印）

ISBN 978-7-213-09659-4

Ⅰ . ①抗… Ⅱ . ①庄… Ⅲ . ①日冕形病毒 – 病毒病 –肺炎 – 心理疏导 – 普及读物 Ⅳ . ① R395.6–49

中国版本图书馆 CIP 数据核字（2020）第 026792 号

抗疫心灵处方

庄恩岳　著

出版发行	浙江人民出版社（杭州市体育场路 347 号　邮编　310006）
	市场部电话：（0571）85061682　85176516
责任编辑	钱　丛
责任校对	陈　春　姚建国　朱　妍
责任印务	程　琳
封面设计	晴　子
电脑制版	杭州乐读文化创意有限公司
印　　刷	浙江新华数码印务有限公司
开　　本	710 毫米 × 1000 毫米　　1/16
印　　张	12.25
字　　数	162 千字
插　　页	2
版　　次	2020 年 2 月第 1 版
印　　次	2020 年 7 月第 3 次印刷
书　　号	ISBN 978-7-213-09659-4
定　　价	39.00 元

如发现印装质量问题，影响阅读，请与市场部联系调换。

代序：
抗击疫情与灾难的"灵丹妙药"

郭天康（甘肃省政协副主席）

　　庄恩岳先生是学者型的领导，多年来一直从事审计、投资理财、资本运作、企业管理等领域的研究和实践工作，曾担任国家审计署科学研究所副所长、南京审计学院副院长、中国人民大学等十几所高校客座教授，享受国务院政府特殊津贴。特别是在专业之余，他潜心研究素质教育和励志教育，致力于格言语录体的创作，其哲学、励志类作品在国内和海外华人地区广为流传，代表作《人生的每日忠告》已连续重印十多次，深受读者欢迎。《抗疫心灵处方》是他格言语录体的又一力作。

　　《抗疫心灵处方》是我近年来所读少有之佳作，引人入胜，令人难以释卷。

　　其一，这本书是"及时雨"。当此疫情在全球肆掠、世人处于极度焦虑恐慌之时，庄先生以洞明世事的人生感悟，娓娓道来的叙事方式，率先以人文视角为疫情防控开出了独有的心灵处方。庄先生之书，恰如"知时节"的好雨，正当其时，这既是广大读者的幸运，也是作者无限的福报。

其二，构思新颖。全书共五十篇直击疫情的文字，每篇由五个部分组成，融知识性与说理叙事于一体，形式独特，内容丰富。"名人名言"是整篇的导读语；"疫情链接"是大背景，让人们全面了解新冠肺炎是什么、全国上下如何抗击疫情；"心灵的宽慰"是主体，帮助大家增强自我防范意识和防控能力，有效调整心态，以积极的态度面对疫情，战胜疾病；"心灵处方"是总结和概括，字字珠玑，句句入心；"健康小贴士"是知识延伸，每一条都提醒人们在日常生活、复工复产中要做好必要的防控措施，做到防控与心理调整两不误。

其三，体现了责任担当。庄先生在2003年"非典"肆虐时期就写过心灵安慰的文章，这次新冠肺炎疫情发生后，他马上想到的就是力所能及地做点什么。在举国抗击疫情之时，他与浙江人民出版社共同商议，写作并及时出版《抗疫心灵处方》。为什么每次疫情期间他都耕笔不辍，只因他对这片土地爱得深沉。这就是一个学者"先天下之忧"的家国情怀和"匹夫有责"的责任担当。

其四，充满正能量。全书从应对危机、辨别谣言、珍惜健康、自助自强、承担责任等多个方面，为当前抗击疫情的人们提供人文关怀和心理疏导。其核心观点是：调整自己的心态，提升自身的免疫力，才是抗击疫情、预防疾病、拥抱健康的根本之道。全书的最后一篇内容是"相信科学一定能够战胜新冠肺炎"，满满一篇提振信心、鼓舞人心的文字。读完本书，读者会一扫疫情期间封闭、禁锢等带来的心灵上的阴霾，似荒漠遇甘泉，为接下来正确而坚定地应对疫情聚集心灵力量，更为妥善处理生活中的艰难困苦，凝练顽强的精神意志。

最后，请允许我将这颗预防与抗击疫情的"灵丹妙药"真诚地推荐给大家，让我们增添信心，共克时艰。

前言 ♥

　　人类文明史，就是一部与疾病的抗争史。而人的一生，从出生到死亡，也是一个与各种艰难困苦作斗争的历程。为此，面对各种灾难困苦，我们必须要有充分的心理准备，必须要有正确的危机意识，因为谁都难以保证能风平浪静地过一辈子，一定要做好风险的预防工作，做到未雨绸缪。只有这样，才不会在灾难来临时惊慌失措。

　　当前，我们面对突如其来的新冠肺炎疫情，也必须要有泰然处之的态度。既来之，则安之。唯有良好的心态才是抗击疫情与灾难的有力武器，也是预防疾病的灵丹妙药。人们关注疫情信息是必须的，但是长时间的关注，反而会影响自己的心理健康，产生抑郁、焦虑、烦恼、愤怒，甚至精神崩溃。尤其是在接收了大量不实、负面的信息之后，就会产生一定程度的抑郁，导致自身免疫力的下降，这是非常危险的。只有自身免疫力强大了，才能抵御病毒的侵袭。因此，调整自己的心态，提升自身的免疫力，才是抗击疫情、预防疾病、拥抱健康的根本之道。过度的忧虑和恐惧，有百害而无一利，要不时缓解自己的心理压力，多关注正能量的信息，多做正能量的事，多运动，冷静地寻找预防和解救的方法，才是最明智的选择。

时常安慰自己的心灵是十分重要的。尤其是在灾难来临的时候。许多情况下，好多人不是死于灾难，而是死于自己对灾难的心理恐慌。一个人的良好心态可以改变自己。如果认为这个世界是有希望的，那么就会有旺盛的生命力。反之，如果对这个世界产生绝望的心理，那么心灵很快就会枯萎。譬如一个心存高山阔海的人，就会懂得生活是多么的美好，常有"睡时用明霞作被，醒来以月儿点灯"的美好感觉。而这种美好感觉会让他得出生活、人生和生命的真谛，从而更多了一份平和与泰然的心态。同样的事情，要是换了一个万念俱灭的人，只能感觉世界是多么的可怕，甚至会觉得生不如死。所以说，一个人的心态给了他力量，也决定了他的命运。关键时刻，唯有心灵的力量能够拯救自己的生命。实际上，经常安慰心灵，在平时能帮助自己抵御各种不良情绪的影响，也能抵御各种贪欲的侵袭。因此，让自己拥有健康的心灵，不仅十分需要，而且十分必要。

坦然面对灾难是很重要的。我们不能祈求人生中只有和风细雨，而是要直面困难，沉着应对。大自然的灾难是不以人们的意志为转移的，我们所拥有的和风细雨、春光明媚的日子毕竟是少数，很多时候人生面对的是暴风骤雨的天气。我们不必恐惧人生的飓风和雷暴，我们不必抱怨人生的阴雨和沙尘，我们不必郁闷人生的寒冬和残雪，我们不必悲叹人生的秋叶和败枝，因为这一切都是很正常的人生百相。

有人说人类将来有一天会控制大自然，那么，我们是否就可以坦然入睡了，因为那时世间再没有灾难和痛苦。这恐怕是痴人说梦！人类应该学会与大自然和平共处。人类最应该控制的是什么呢？就是自己的心情。我们平心静气地想，大自然的天气，不跟我们的心情一样吗？变化多端，才是大自然的性格。正因为人生的和风细雨是稀少的，所以，我们应该格外地珍惜，并要学会在暴风骤雨中期盼幸福的时光。

面对新冠肺炎疫情，恐惧是没有一点用的，镇定则是十分必要的。自己要知道疫情的发展，并且充分地去预防。心态一定要平和，该做什么，就去做什么，不用过分紧张。平时要多掌握一些科学知识，养成良好的生活习惯，尽量不要去人多的地方。恐惧会降低一个人的免疫能力，进而使自己受到更大的伤害。另外，时间一长，自己的思想容易松懈，更不能麻痹大意。

战胜新冠肺炎疫情以后，我们还会恐惧其他的灾难吗？

庄恩岳

2020 年 2 月 20 日

♥ 目录

镇定能够使自己从容应对危机 1.

你虽然在困苦中也不要惴惴不安，往往总是从暗处流出生命之泉；不要因为时运不济而郁郁寡欢，忍耐虽然痛苦，果实却最香甜。

——［波斯］萨迪

疫情链接

世卫组织将流感大流行警告共分6个级别："第3级"，意味着一种新的亚型流感病毒正在造成人类感染，但还没有造成到在人际间有效且持续地传播扩散；"第4级"，意味着一种新病毒在人际间传播，可以引起"群体性"爆发；到第5级，某种流感病毒在同一地区至少两个国家的人际间传播；到第6级，某种流感病毒在疫情发源地以外其他地区的至少一个国家发生了社区层面的爆发，表明病毒正在全球蔓延。

新冠肺炎，2019新型冠状病毒（2019-nCoV），因2019年武汉病毒性肺炎病例而被发现，2020年1月12日被世界卫生组织命名。冠状病毒是一个大型病毒家族，已知可引起感冒以及中东呼吸综合征（MERS）和严重急性呼吸综合征（SARS）等较严重疾病。新型冠状病毒是以前从未在人体中发现的冠状病毒新毒株。（来源：媒体报道）

·‖ 心灵的宽慰 ‖·

比疾病更可怕的是恐惧，比恐惧更可怕的是绝望。人们在这场具有传染性强、不可预测等特点的新冠肺炎疫情中，真正地领悟到：如果要彻底战胜这场灾难，我们必须要有坚强的意志和不屈的精神。直面新冠肺炎疫情，我们的内心异常痛苦，但这是任何人都无法回避的事实，我们恐惧也好，躲避也好，都得认真坦然地去面对。只有在战胜自己的恐惧之后，才能摆脱那些侵蚀心灵的痛苦。

假如一个民族在面对灾难时全是一片埋怨和哀苦声，那么这个民族还能有希望吗？多难兴邦。综观中华民族的历史长河，每当我们遭遇灾难，大家都能够众志成城，勇敢抗击。尽管我们一个人的力量是渺小的，但是万众一心战胜灾难的力量是巨大的。所以，无论什么时候都应该有这样的信念：只要有充分的信心，并且相信党和人民、相信科学技术、相信白衣天使，那么我们就一定能够战胜各种灾难。

在流言四散、人人自危时，党和国家果断采取了一系列强有力的措施，党和国家领导人多次亲临新冠肺炎疫情一线，看望和鼓励大家。对此，我们感到无比宽慰。另外，国家相关部门采取不同的方式予以宣传，既让大家明白新冠肺炎的危害性，也希望大家不要惊慌失措。曾经有人在2003年的一部抗击"非典"电视公益片中写道："谁也不想预约灾祸。如果它不期而至，我们却也懂得：人类的相助，大半来自危急；人类的高贵，大半来自灾难。当一切很快过去，回过头来会发现，我们跨出了多大的一步！智者不乱，仁者无惧。"同样，在这次新冠肺炎疫情中，许多人用实际行动展现了与灾难抗争的勇气和决心。我们必须反思：当科技越来越发达，生活水平越来越高，信息交流越来越畅通，但是为什么人们的心灵却越来越脆弱？危难时刻，守住自己的心，非常重要。

"非典"时曾出现过非理性的情况。有报道称，某地有一人"因偶感风寒，一度出现头疼、发热、四肢乏力等症状，为此忧心忡忡，每日量体温多达 10 余次。尽管医生再三宽慰他：'你只是患了感冒，没必要过度恐慌！'可他仍然怀疑自己患了'非典'，整日吃不下饭睡不好觉，后来导致精神失常"，这就是不镇定导致的悲剧。在新冠肺炎疫情来临的时候，尽管我们不少人已经历过"非典"的考验，但还是有少数人因为恐惧而惊慌失措，甚至做出愚蠢的事情。

挺起中国人的脊梁，发扬中国人的优良传统，恐惧无助于我们战胜新冠肺炎疫情，反而会使我们有可能遭受更大的灾难。富兰克林在自己的 13 条自律"节制、沉默寡言、生活有序、决心、俭朴、勤勉、诚恳、公正、中庸适度、清洁、镇定、贞节、谦虚"中，专门把"镇定"作为自己一生的守则，我们也应该把"镇定"作为自己战胜灾难的法宝。

愿恐慌不再威胁我们的心灵，

让镇定的武器武装我们的身体。

愿人们以平和之心对待危机，

让智慧和勇敢来驱散灾难。

心灵处方

　　镇定，再镇定，保持镇定。新冠肺炎疫情的来临是不以人们的意志为转移的，恐惧无助于我们去战胜它，而镇定却能够帮助我们克服困难、战胜灾难。只要我们认真预防，就不必过分担心。方法总比问题多，凡事乐观一点。

健康小贴士

勤洗手

1. 到单位，第一时间洗手。

2. 吃东西前，先洗手。

3. 到过电梯间、饭堂高危区的，回来洗手。

4. 外出回来，马上洗手。

5. 要接触自己面部，特别是鼻孔与眼睛前，先洗手。

并非自己一人在受煎熬 2.

孤独可以毁灭人。

——［瑞典］拉格洛夫

精神上的孤独与身体方面的孤独同样无法忍受。

——［美］弗洛姆

疫情链接

2月10日，中共中央总书记、国家主席、中央军委主席习近平在北京调研指导新型冠状病毒肺炎疫情防控工作时强调，当前疫情形势仍然十分严峻，各级党委和政府要坚决贯彻党中央关于疫情防控各项决策部署，坚决贯彻坚定信心、同舟共济、科学防治、精准施策的总要求，再接再厉、英勇斗争，以更坚定的信心、更顽强的意志、更果断的措施，紧紧依靠人民群众，坚决把疫情扩散蔓延势头遏制住，坚决打赢疫情防控的人民战争、总体战、阻击战。（来源：新华社）

心灵的宽慰

灾难和病毒是照妖镜，不但照出了各种妖魔鬼怪，还照出了人们各种各样的心态。有人勇敢地向灾难挑战，而有人却当了可耻的逃兵。谁都不喜欢灾难，谁都害怕疾病，谁都恐惧死亡，可谁都阻挡不了灾难恶魔的降临，谁都不能保证自己一生不被病毒、疾病缠绕，谁都无法摆脱死亡阴影的笼罩。当新冠肺炎疫情骤然降临的时候，虽然我们都在遭受烦恼和痛苦，可是并非只有"我"在忍受这份煎熬，普天下千千万万的人都在承受这种煎熬，有许多人在暂时的慌乱之后马上又恢复了镇定的神色，充满了无畏的气概，在与新冠肺炎疫情作殊死的斗争。

国家在遭受灾难，人们在承受痛苦，与此相比较，自己的痛苦和烦恼又算得了什么呢？自己的灵魂不是孤独的，自己的痛苦不是唯一的，自己的折磨不是新鲜的，自己的感受不是特殊的。在自己被新冠肺炎伤害得遍体鳞伤，感到万般沮丧的时候，要知道还有许许多多的人，也在遭受同样的痛苦和忧伤。

如果你认为只有你一个人备受疫情的煎熬，感觉精神快要崩溃，这是十分悲哀的，也非常可怜。一旦自己在这种关键时候乱了方寸，慌了手脚，那么就有可能给自己带来真正的灾难。俗话说，哀莫大于心死。只要自己心存信念，就会健康地生存下来。古今中外，有很多人在面临灾难时不绝望，依靠信念和智慧，最终获得新生。人类社会延续到今天，不知经历了多少灾难和痛苦，都是依靠集体的智慧渡过这些难关。于是，人们变得越来越理性，越来越懂得团结的重要性，越来越相信只有科学才是人类自身救命的法宝。

有福同享，有难同当。国家有难，匹夫有责。逃避绝对不是办法，再说自己躲得了一时的恐慌，也躲不了心中长久的不安。面对困难的人不一定是最难受的，而往往牵挂的人却是最揪心的。与其把时间浪费在无用的唉声叹气上，还不如坦然地挺起自己的脊梁骨，与大家一起，尽自己最大的努力去兢兢业业工作，在宽慰自己的同时去宽慰别人，多做些有利于社会和人民的事情，这样对自己的灵魂也是一种宽慰。

大家都在一起受苦受难，大家都在一起抗击疫情，大家都在相互鼓励，大家都在一起祝福和祈祷，你怎么好意思做可耻的逃兵呢？！

愿所有自私的想法随风飘去，

大家一起筑起抵抗灾难的钢铁长城。

让人们团结的强大力量，

吓跑乘机而入的病毒恶魔。

心灵处方

团结就是力量。要知道，大家都在承受新冠肺炎疫情所带来的痛苦，自己并非孤独的个体。应当有必胜的决心，只要大家齐心协力，就一定能够渡过难关。在"不出门"的时候，多与朋友们以微信、打电话和上网等方式进行交流，或者尽量自己寻找事情做，譬如多做家务、多做健身操，等等。

健康小贴士

出门 4 字诀

1. 戴（戴口罩、戴手套、戴眼镜）；2. 避（避开人流、避开不戴口罩的人、避开行人正面）；3. 不（不在地铁和公交车里接听电话，减少张嘴呼气，并时刻保持手机清洁）；4. 洗（到办公室后，立即洗手）。

回家 12 步

1. 将鞋脱在门外；2. 换拖鞋；3. 脱手套，内扣放置阳台或马上清洗；4. 第一次洗手；5. 脱外衣并挂在阳台（不要拍打）；6. 摘口罩（用小拇指从耳后摘下口罩，勿触碰口罩外部）；7. 摘眼镜并第二次洗手（洗手时顺便把眼镜也一同清洗）；8. 洗脸（注意紧闭双眼）；9. 洗鼻腔；10. 漱口；11. 外出时间较长，回家后一定要洗头；12. 外出时间长，回家后一定要淋浴。

日子再苦 也要苦中作乐 *3.*

保持快乐，你就会干得好，就会更成功，更健康，对别人也就更仁慈。

—— ［美］马克斯威尔·马尔兹

⌐┄┄ 疫情链接

　　李克强总理 2020 年 1 月 30 日在中国疾控中心召开座谈会，就进一步加强科学防控疫情听取专家意见。钟南山院士等根据当前疫情走势提出意见建议。会议开始前，总理说，本该与大家握手的，但按你们现在的规矩，握手就改拱手了。会议结束后，李克强与专家们告别时，特意对钟南山说："还是握一次手吧！" 10 天前，李克强主持召开国务院常务会议，进一步部署新型冠状病毒感染肺炎疫情防控工作等，专门邀请钟南山等专家参会并发表意见。当此项议题结束后，总理特意走出常务会会场，与钟南山等握手话别。（来源：中国政府网）

⊪⊪ 心灵的宽慰 ⊪⊪

　　中医认为，人遇到困难，甚至灾难，要乐观，要快乐，千万不要唉声叹气。因为恐惧、忧虑、纠结和悲痛而叹的阴气，很可能使自己的阳气呼出去，因此导致元气的外泄。元气大伤的人，还能有健康吗？

悲叹，是不好的恶习，往往会恶性循环。

因为恐惧、不安，所以叹气；又因为叹气，选择投降、放弃，所以更加没有斗志。没有安全，没有健康，免疫力下降，更缺少生存的机会，导致更加不顺利。

大道无私。俗话说，人为自己着想时，就是灾难的开始。古人经常讲，为了自己一家的个人利益，就不必去当官。当官是要为百姓着想，为人民服务，这样当官才有意义。灾难来临的时候，你光顾个人安危，不顾他人死活，就是不道德。同甘共苦，有难同当。无论境遇如何，要多想好的一面，多想想人生的美好、未来的美好，所以千万不要乱叹气、乱恐惧。

无论自己身处何种境地，快乐都是人生永恒的主题。如果人生没有快乐这一精灵相伴，那么人生肯定是暗无天日的，尤其是在面临新冠肺炎疫情的侵袭时，更需要快乐的心情作为自己内心的朋友。尼采曾说人生就是一场苦难，佛祖早在几千年前就写下"人生是苦"的警言。人的一生不可能是一帆风顺的，肯定会遇到各种各样的苦难，诸如感情破裂、亲人离世、婚姻解体、疾病缠绕、下岗失业、恐惧死亡、名誉扫地、为温饱而挣扎、整天忙于琐碎事务、不得不与讨厌的人打交道……也许因为人生烦恼太多，痛苦太甚，也许因为人生的快乐是这般的稀少，而愉悦实在是那样的难觅，所以人们总以渴望之心去祈祷："祝您快乐！""愿快乐永驻！""吉祥如意！"

一个人的快乐与否，不在于他拥有什么，而在于他怎样看待自己的拥有。也就是说，快乐是一种积极的生活态度。要知道谁都无法让我们"平安无事、无忧无虑"地过一辈子，唯有"苦中作乐"，才能战胜自己的忧愁，享受自己的快乐。关于这一点，人们应当在抗击新冠肺炎疫情期间更有体会。有钱能快乐吗？不一定，自己可能为金钱的保管、贬值以及自身安全而痛苦呢！有权能快乐吗？不一定，"高处不胜寒"，自己可能为孤独、寂寞而郁郁寡欢呢！有名能快乐吗？不一定，自己可能为舆论的或贬或褒而深深烦恼呢！有貌能快乐吗？不一定，古人说"红颜薄命"，因为美貌，可能会任性、娇气太重，也因此会带来许多麻烦……譬如英国戴安娜王妃曾有过全球瞩目的"世纪婚礼"，拥有全世界都羡慕的"美貌、名利和权势"，可她内心快乐吗？这样的例子实在是不胜枚举。面对疫情，让我们对快乐有了更进一步的认识和感悟。

拿破仑·希尔曾说过："人的身上有一个看不见的法宝，这个法宝的一边装着四个字：积极心态。它是获得财富、成功、幸福和健康的力量。另一边装着四个字：消极心态。它是剥夺一切使自己的生活有意义的东西。"有人说，播下一种心态，收获一种思想；播下一种思想，收获一种行为；播下一种行为，收获一种习惯；播下一种习惯，收获一种性格；播下一种性格，收获一种命运。由此可见，改变一个人的心态，可以得到快乐。乐观豁达的人，能把平凡的日子变得富有情趣，能把沉重的生活变得轻松活泼，能把苦难的光阴变得甜美珍贵，能把烦琐的事项变得简单可行……这时候，自己的快乐已经来临。悲观懊丧的人，总是把烦恼、灾难挂在嘴上，总是把苦难书写在脸上……这时候，快乐已经逃之夭夭。

获取快乐其实并不难！不与别人盲目攀比，知足就能常乐，否则，总疑春色在人家，何时才有快乐呢？不过分关注缺憾，知道世上没有十全十美的东西，就会快乐无比。以感恩之心来感受生活之美，就会快乐不已，否则，总以抱怨之心，何处不是阴云淫雨、烦恼不尽呢？以宁静之心来感受人生，对于快乐应该欣慰，对待痛苦应该感激。人活着就必须面对各种各样的痛苦和灾难，生活本来就是在许多辛苦和烦恼中存续的，从痛苦中了解人生的真谛，从困难中获得生存的经验，从愁怨中得到快乐的源泉，善于超越苦难，超越自我，自己就会快乐常有。

人生不苛求，不为小事烦心，就会快乐常伴。不以自己的过错来惩罚自己，不以自己的过错去惩罚别人，也不以别人的过错来惩罚自己，那么自己就会快乐不尽。在疫情面前，不丧失勇气和信心，那么就会感到快乐。

我们无法去改变别人的看法，能改变的恰恰只有我们自己。学会寻找快乐是一种积极的人生态度，让我们赶快抛开烦恼和郁闷，拒绝从众、惊慌、恐惧和悲哀的心理，以独立、沉着、冷静去迎接新冠肺炎疫情的挑战，并寻找到人生快乐的源泉。

愿大家天天都能拥有快乐，

让快乐的声音充满神州大地。

无论日子是多么的艰难，

我们都要乐观地面对。

心灵处方

乐为寿之本。快乐产生正能量的免疫力，而恐惧只能产生负能量的东西。坦然面对比恐惧惊慌要好百倍。一颗快乐的心，不仅能够马上使人恢复信心，提高自身的免疫力，还能够得到智慧和力量。

健康小贴士

办公场所哪些是高危地带

新型冠状病毒主要通过空气中的飞沫进行传播。空气不流通，人员密度较大，人员来往较频密的地方，都是高危地区。

按危险程度：1. 电梯间；2. 饭堂 / 餐厅；3. 办公室。

高危：电梯间。建议：1. 搭乘电梯一定要戴口罩。2. 有条件的单位一定要频繁为电梯间消毒。特别是按钮区。

次高危：饭堂 / 餐厅。挤满人排队打饭或就餐的区域，是人流量最大，密度也最高的区域。建议：1. 坐下吃饭的最后一刻才脱口罩。2. 避免面对面就餐，避免就餐说话。3. 避免扎堆就餐。

高危三：办公室。人多的地方，传染的风险高。建议：1. 佩戴口罩，谈话保持适度距离。2. 随时保持良好通风。3. 对门把手、键盘鼠标、文具、桌面进行必要的酒精消毒。（来源：《人民日报》、中国疾控中心）

但愿春雨不再"苦" 4.

强烈的希望，比任何一种已实现的快乐，对人生具有更大的激奋作用。

—— [德] 尼采

---○ **疫情链接**

世界卫生组织总干事谭德塞 2 月 9 日通过社交媒体，向抗击新冠肺炎疫情的中国医护人员致敬。"我向在中国的医护人员，特别是在湖北省的医护人员致敬。他们在巨大压力之下，不仅在照顾（新冠肺炎）患者，还在为针对新冠病毒的科学分析搜集数据，"谭德塞说，"全世界感激你们为找到最好的治疗办法和防止病毒蔓延所作的努力。"谭德塞强调，医疗和科学领域的专家们正在展开跨国努力，通过数据的帮助来应对新冠病毒。"我们正通过迅速收集、分析和分享信息的方式来保护世界的安全。我们必须利用科学的力量来控制疫情。"（来源:《人民日报》）

‖‖ 心灵的宽慰 ‖‖

我们是这样渴望春的来临，因为春天是那样的明媚，那样的温暖，那样的芬芳，那样的烂漫。那温柔的春天，勃发着万物的生机，孕育着大地的爱意。我们多想跌倒在春草的怀抱里，嗔怪它去得太久，忘了我们的盼望！也许是我们的盼望太热切了，今年的春节竟然是在这只"黑天鹅"——新冠病毒的意外飞来中宣告来临的。人们惊愕，纷纷躲避。大街小巷空无一人，霓虹灯失去了往日的色彩，喧嚣的城市出现了别样的宁静，救护车刺耳的呼叫仿佛要撕裂这昏暗不明的春天。

朋友，这是怎么了？难道大难临头了吗？翻开人类灾难史，且不说战争、洪水、地震、火山爆发，等等，单就瘟疫的肆虐就有着数不清的痛苦。公元前430年，一场瘟疫席卷古希腊，夺走了四分之一希腊城里人的生命；公元165—180年，罗马帝国发生黑死病，导致了三分之一的人口死亡；公元700—1050年间是日本史上的"瘟疫时代"；公元846年，在入侵法国的诺曼人中间爆发天花，诺曼人杀死了所有的病人和看护病人的人；公元1347—1351年，中世纪的西欧黑死病蔓延，许多地方三分之一到三分之二的人口都没有了；1918年"西班牙流感"，全球有2000万—5000万人丧失生命。难怪瑞典病理学家悲痛地说："人类的历史即疾病的历史。"疾病随着人类的发展进程而不断地更名换代，不仅侵害了人们的身体，还严重打击了人们的心灵。

冷静思考和回顾之后得出这样一个答案：在灾难降临的时候，我们的恐惧和躲避没有任何意义。有哪一次新病毒杀手的来临是人类所能提前预知的呢？病魔都是在人们不知道的情况下悄悄降临的。人们只有在与其不断的抗争中，才能不断地认识它们。尽管付出了惨重的代价，最终，还是人类把它们打败了。从我们接种的各项疫苗中就可以反映出，人类战胜了多少种瘟疫灾难，如天花、小儿麻痹、肝炎、肺炎、流脑，等等，这充分显示了人类的力量。随着现代科学技术的发展，全球化医学通用技术的交流，新冠病毒也将很快被人类所打败。

我们的民族是一个有着悠久文明历史和勇敢精神的民族。民族精神是一个民族赖以生存和发展的精神支撑。一个民族，没有振奋的精神和高尚的品格，不可能自立于世界民族之林。在5000多年的发展中，中华民族形成了以爱国主义为核心的团结统一、爱好和平、勤劳勇敢、自强不息的伟大民族精神。正是这样一个不屈不挠的民族，再一次挺起了坚强的脊梁，从 2003 年向 SARS 病毒这个"侵略者"宣战，到现在向新冠病毒宣战！我们看到：党和国家领导人一次次深入新冠肺炎疫情一线进行慰问，政府用于抗击新冠肺炎疫情的资金一拨再拨；科学工作者夜以继日地奋战在实验室里，白衣战士勇敢地战斗在没有硝烟战场的第一线……

灾难给人类造成创伤，也为人类再次走向文明进步提供了条件。人类用聪明才智使经济不断发展，物质文明建设随科技的发展不断产生飞跃。然而，人类对物质利益的无节制追求给大自然造成了极大的伤害。虽然没有确切的依据证明新冠肺炎疫情的起因来源于人类对大自然的破坏，但是环境的污染或者是生态平衡的破坏，无知与贪婪最终造成了可怕的恶果。疫情为我们保护大自然、爱护家园再一次敲响了警钟。改变我们的生活方式，不要对大自然贸然侵犯。即使是一草一木，它们也是大自然的生灵。拒食野生动物，做动物的朋友；实行绿色旅游；种下一棵树；捡起一节废电池，做一名环保志愿者……相信我们与大自然的相互关爱、和平相处，我们的家园才能完美，也才能更加有利于人类的生存。

"让我们敲希望的钟啊，多少祈祷在心中……"让我们祈祷：让这"无色"的春天再一次披上绿装，新的春色将更加令人神往，使今年的"春雨"不再苦涩，甘甜和希望就在我们的眼前。

愿我们都拥有坚强的信念，

相信明天的生活会更好，

因为今天的痛苦和泪水，

会更加激发创造的热情。

心灵处方 只要我们心存希望，就有美好的未来；只要我们善于总结经验，吸取惨痛的教训，勇于改过，我们一定会有灿烂的明天。信念是让我们心灵美好的法宝，是鼓励我们战胜疫情的精神支柱。

健康小贴士

抗击疫情的两大方法

现在全国人民都在抗击这场由新型冠状病毒引起的大疫情。大家在家里看到被传染人数一天天往上涨，心中都很着急。面对疫情，我们应该怎么做呢？

当然最有效的办法是隔离，彻底阻断传染渠道。尽量待在家里，不要出门，必须出门时一定要戴口罩，要勤洗手。

在预防阶段还应该增强体质、提升正气、提高免疫力。《黄帝内经》说："正气存内，邪不可干。"那么，怎样提高正气、提高免疫力呢？

一、用黄芪和枸杞子泡水喝。

普通人为预防新冠肺炎可以用两味药泡茶，一味是黄芪，一味是枸杞子。黄芪补气升阳，枸杞子滋阴益精，可以提高免疫力。此外，吃大蒜、熏醋，也是有好处的。大蒜素有抗菌作用，对一些病毒感染有一定的防治作用。

二、要调节情志，保持平和的心态。

不要恐慌，不要焦虑，不要悲观。按照世界卫生组织（WHO）的说法：人的心理平衡对人的健康所起到的作用占到50%。《黄帝内经》反复强调心理因素、七情五志对人体健康的重要影响："心者，五脏六腑之主也。""心为君主之官。"如果"悲哀愁忧则心动，心动则五脏六腑皆摇"，都不安宁。具体地说，七情就是喜、怒、忧、思、悲、恐、惊七种情绪变化，五志就是怒、喜、思、悲、恐，五志过度会伤害五脏："喜伤心、怒伤肝、思伤脾、忧伤肺、恐伤肾。"情绪变化会导致身体变化，有的人就会食欲不振，恶心呕吐，腹泻，腹痛，肌肉抽搐，颤抖，免疫力、抵抗力大大下降。所以，我们一定要调节好心态、情绪，这一点是非常重要的。可以看看书，听听音频。（来源：根据喜马拉雅FM"张其成讲《黄帝内经》"特别节目音频整理改编）

灾难总是在不经意间降临 5.

灾难是在你忘了它的时候来临的。

——［日］寺田寅彦

环境越是困难，精神越能发奋努力。

——郭沫若

疫情链接

"非典"、禽流感、埃博拉，与高危污染物、烈性病毒，打了30多年交道，一次都没有缺席，自诩跑全场的老"运动员"，他就是解放军传染病防控专家毛青。

他是临退休的"逆行者"。大年三十，随陆军军医大学医疗队星夜驰援武汉，新冠肺炎是他的新战场。

他是医护人员的"保护壳"。"救死扶伤是我们的职责，但是我们首先要保证医生护士的安全，否则拿什么去救治别人？"

他是病房验收的权威。火神山医院现场，哪里不符合感染病房的防护要求，就必须改！

他是战友口中"可以生命相托的人"。异国他乡奋战埃博拉，毛青和战友们历经生死考验，被联合国认为是技术力量最强的队伍，还被授予"金形象奖"。

他更是让年轻队员心安的老师。他要求不仅要打胜仗，还要零感染。

他还是全军著名传染病专家向居正教授的学生。老人家爱兵、爱病人，30多年过去，他把自己也活成了恩师的样子。（来源：新华社）

‖‖ 心灵的宽慰 ‖‖

在今天的新冠肺炎疫情中，我们重温人类在各种灾难面前所表现出的大无畏精神，以及卓越的自救智慧，是非常有必要的，它可以增添我们战胜新冠病毒的信心。

翻开人类的历史，我们能够看到令人痛苦不堪的传染病有许多，譬如鼠疫、天花和流感都曾经夺去过千百万人的生命。根据历史记载，光鼠疫就大规模爆发过三次，其中发生在中世纪欧洲的那次鼠疫就持续了长达300多年的时间，致使许多人死亡。今天我们已经宣布天花绝迹，曾几何时这种可怕的传染病给人类造成了难以想象的灾难。在中世纪大约有百分之十的人死于天花，活下来的人有百分之二十因为天花病毒而在脸上留下了永久的记号——麻点。可别小看流行性感冒，它已造成了成千上万人迅速死亡的恶果，在人类没有正确认识这个魔鬼之前，人们对它一直是束手无策的。另外，霍乱、疟疾、白喉、肺结核等传染病，也无数次地向人类发起攻击，让人类蒙受巨大的损失。

尽管传染病的病毒是那样致命，那样的可怕，但是人类一直就没有停止过与各种病毒恶魔的斗争。人类从来没有屈服过，他们在掩埋了同伴的尸体，擦干了悲伤的眼泪后，继续与病毒斗争。人类为了自身的安全，不断地用科学的方法对传染病的发病规律进行探索。随着医学科学技术的进步，人们对传染病有了深入的认识，并对传染病进行了有效的控制。可是，传染病病毒也在不断地变化，人类刚刚控制或者消灭了一种传染病病毒，还没有从疲惫不堪的状态中恢复过来，另一种传染病病毒又开始偷袭人类，于是人类又开始勇敢迎战。在恐惧惊慌中，人们变得越来越坚强。现在有了科学这把利剑，已经不太恐惧鼠疫、天花、流感、麻风、霍乱、疟疾、水痘、白喉和肺结核等传染病，面对当前新冠病毒的挑战，我们也应该有十足的信心，应当相信防治新冠病毒的疫苗很快就会面世。过去面对传染病病毒，人们要花费很长的时间才能"锁定"它，可是这次我国在很短的时间里就已经完成了新冠病毒的全基因组测序，这对战胜新冠肺炎疫情是很关键的，我们应该看到胜利的曙光。

愿祖国不再被疫情的乌云笼罩，

人民不再在恐惧中痛苦叹息。

要相信祖国一定能够渡过难关，

因为党和政府就是我们坚强的后盾。

心灵处方

充满希望，乐观看待问题、看待疫情。尽管新冠病毒是可怕的，但从人类一次一次地战胜传染病病毒的历史来看，我们有信心在不远的将来就能控制和战胜它。我们在抗击疫情的过程中，不是越来越脆弱，而是越来越坚强。

健康小贴士

科学的酒精消毒方法

像香水那样洒在自己身上是没有意义的，关键是对我们手部会接触到的部位与物件进行消毒。

如手机、门把手、电梯按钮、鼠标键盘、自行车把手、工作证、文具、椅子等，各位看自己实际情况，进行甄别与重点消毒。酒精要喷洒覆盖物件，自然晾干即可，不用擦拭。

谣言比病毒更可怕 6.

要留心，即使当你独自一人时，也不要说坏话或者做坏事，而要学得在你自己面前比在别人面前更知耻。

——［古希腊］德谟克利特

⊶ 疫情链接

2月10日，在个别微信群中出现"大蒜能散发出天然大蒜素杀菌，截断新冠病毒感染，喜欢吃大蒜，不会轻易感染。这一现象已经普遍被医学界重视。别怕有味，一定要多吃"的消息。

谣言内容为"转发：山东兰陵县146万人，目前无一感染，引起了有关专家的重视，据当地政府统计，在武汉打工卖菜的近万农民工回到家乡过春节，至今无发病。分析原因是兰陵是大蒜种植区，当下大蒜苗在兰陵农田里长势喜人，会散发出天然大蒜素杀菌，截断了感染，另，兰陵人在武汉打工卖菜，大多卖的是生姜、大蒜，喜欢吃大蒜，不会轻易感染。这一现象已经普遍被医学界重视。别怕有味，一定要多吃！"

对此，世界卫生组织官方网站中写道："大蒜是一种健康食品，可能有一些抗菌特性。然而，从目前的疫情来看，没有证据表明食用大蒜可以保护人们免受新冠病毒的感染。"（来源：《长江日报》）

ⅠⅠⅠ 心灵的宽慰 ⅠⅠⅠ

俗话说："谣言起于惑者。"人越无知，谣言越横行。

"惑者"，那些把无稽之谈当作事实传播的人，缺乏反思和质疑的人。听风就是雨，以讹传讹，不断制造恐慌的时候，其危害程度不亚于新型冠状病毒。

自己有主见、有原则、有智慧、有科学知识头脑，一般不会相信谣言。疫情来临的时候，也是谣言满天飞的时候。真真假假，实实虚虚，一传十，十传百，快速传播。

总有一些别有用心的人不希望天下太平，总有少数可恶的人希望别人痛苦，并且用别人的痛苦来满足自己的快感，总有一些不怀好意的歹徒趁乱制造谣言来扰乱人心。而我们有些人不分青红皂白，糊里糊涂地盲目轻信各种各样的谣言，不但在坏人造谣时不去及时地制止，而且自己还去愚蠢地散布道听途说的谣言，那真令人悲痛。这些人是否认真地思考过，他们这样愚昧无知地散布谣言时，有没有一丝犯罪感？国家在受难，人民在受苦，自己不去积极地投入抗击疫情的斗争中，反而要削减公众的信心，破坏社会的秩序，于心何忍？自己有没有想过，这么愚蠢的做法，不但对自己无益，还要受到法律的严惩。从新闻报道来分析，造谣者中有的人还受过高等教育，真让我们心痛啊！这些人为什么要这样做呢?!

俗话说，三人成虎。一个人造谣，没有人会相信；两个人传谣，有人会将信将疑；三个人起哄、添油加醋，于是不明真相的人马上相信了这种谣言。比病毒更可怕的是谣言，因为谣言能够引起大范围的恐慌，而这种恐慌的后果比病毒所带来的还要大。恐慌使人们中断了正常的学习、工作和生活，从而会给国家经济造成严重的损失。盲目的恐慌一是缺乏了解，因为不懂才会害怕；二是听信片面的传言、误会、讹传，造成了更大的恐慌。

我们不仅不能去做一个可悲又可恶的造谣者，而且还要利用各种方式进行辟谣，并向谣言制造者宣战，让造谣者如同过街老鼠，落得人人喊打的下场。对于形形色色的关于新冠肺炎的小道消息，我们坚决不能偏信谣言，要有自己的坚定立场和正确的辨别力。

愿人们不再盲目恐慌，

不再相信危言传闻。

奉行"既来之则安之"的处世原则，

相信科学，坦然面对生活中的灾难。

心灵处方

俗话说，心静自然凉。我们既要辨别恶意的谣言，也要避免上"善意"谣言的当。对于谣言要善于分析和判别，自己绝对不能盲目轻信。当然，更不能为谣言起推波助澜的坏作用。建议每天多关注官方的新闻报道。

健康小贴士

怎样吃出免疫力

大体来说，有三样东西是免疫力的好朋友：它们是蛋白质、维生素和矿物质。

1. 蛋白质是构成白血球和抗体的主要成分。摄入蛋白质的多少直接影响免疫细胞中的淋巴球数量。富含蛋白质的食物主要有：豆类（腐竹、黄豆、蚕豆、红豆、豌豆等）、肉类、内脏、鱼、蘑菇、芝麻、奶粉、木耳、紫菜、海带、巧克力。

2. 营养素中维生素 A、维生素 B、维生素 C、维生素 E 对免疫力至关重要。富含维 A 的食物主要有：绿色或黄色的蔬果，杏、芦笋、胡萝卜、肝脏、蒜、甘蓝、香菜等。富含维生素 B 的食物主要有：坚果、鱼类、动物肝脏、肉类、豆类、牛奶等。富含维生素 C 的食物主要有：蔬菜、水果、芦笋、洋葱等。富含维生素 E 的食物主要有：谷类、深色叶菜类、坚果、动物内脏、白薯等。

3. 矿物质中锌、铜、铁、硒都是免疫力的卫士。富含锌的食物主要有：鱼类、豆类、肉类、海鲜、蛋黄、肝、蘑菇、胡桃、葵花籽。富含铜的食物主要有：豆类、全麦、动物内脏、虾。富含铁的食物主要有：动物肝脏、鱼类、瘦肉、蛋黄、坚果、豆类、芦笋。富含硒的食物主要有：洋白菜、鸡、乳品、蒜、肝、蜂蜜、洋葱、海鲜、蔬菜。（来源：《生命时报》）

预防比治疗更重要 7.

锻炼身体要经常，要坚持，人和机器一样，经常运动才不能生锈。

——朱德

大凡快意处，即是受病处。老年人随事预防，当于快意处发猛醒。

——（清）曹庭栋

----◦ 疫情链接

国家呼吸系统疾病临床医学研究中心主任、中国工程院院士钟南山昨日（2月9日，编者注）表示，新型冠状病毒是冠状病毒的一种，它跟 SARS 冠状病毒是"平行的"。

近日，广州成功分离本地被感染病例的新型冠状病毒毒株，为后续推进新冠肺炎的防控工作奠定了坚实基础。"根据我们的观察，发现病毒的传染性强，但病死率相比其他冠状病毒并不高。"钟南山说。

从2月1日开始，广东新冠肺炎的累计治愈数显著上升，目前共治愈128例（截至2月9日数据），此外，确诊病例的增加率趋缓。钟南山表示，根据目前观察的情况，新冠肺炎的病死率约为2.7%，且患者大多为中老年人，病死率虽然比普通流感高，但远比 SARS 冠状病毒、埃博拉病毒或 H7N9 流感病毒低。

"最关键的是什么？是看我们疾病的增加率。"钟南山表示，新增的病例若是再有下降，那就表明疫情形势有好转。

针对目前广东仍有部分地方存在谈新冠肺炎色变的现象，钟南山表示，大部分人只要早期发现后，保证充分的休息，并配合进行治疗，就不会有问题，"要重视，但是无需恐惧"。（来源：《南方日报》）

‖‖ 心灵的宽慰 ‖‖

有媒体曾经报道，最好的抗衰老运动：跑步。的确，抗衰老的方法首推跑步，实验证明，只要持之以恒地坚持健身跑，就可以调动体内抗氧化酶的积极性，从而起到抗衰老的作用。

最好的减肥运动：滑雪、游泳，以手脚并用的效果最好。如果你正当壮年，也可以选择拳击、举重、爬山等运动，对消耗脂肪特别有效。

最好的健美运动：体操。不少青年男女追求健美，只要持之以恒进行健美操和体操运动，加强平衡性和协调性锻炼，就会取得明显效果。

……

科学生活，平衡饮食，适当运动，心态良好。运动可以预防新冠肺炎。目前虽然处在暂时的隔离期，我们可以利用周边的一切条件，进行身体锻炼。相信疫情结束以后，公园会很热闹，肯定到处可见锻炼的人们。有的在跑步，有的在打羽毛球，有的在散步，有的在跳绳……人们会越来越重视运动。因为大家知道，运动能够强身健体，增强一个人的体质，提高人体的免疫能力，从而达到预防疾病的作用。但是，专家也提醒大家，运动的方式要因人而异，运动量要适度，一般以舒适为宜，运动的方法要讲究科学，同时，要注意运动锻炼的环境，千万不要在人员集中的地方或者不通风的场所进行锻炼。

有人精辟地说："一身动则一身强，一国动则一国强。"根据有关统计资料来分析，为什么许多人患病以后，能够很快地康复，答案是他们有一个良好的体质。而目前死亡的新冠肺炎病人中有很多是"一身多病"的老年人，以及不爱运动、身体处于"亚健康"的中年人，他们的体质本来就弱，又处于许多疾病的折磨之中。因此，增强自己的体质，可以有效预防新型冠状病毒的入侵。

通过新冠肺炎的病死率，我们深深地感悟到运动健身对于预防疾病的重要性，再也不要以"运动是多余的，我不需要""不爱运动和不喜欢运动""没有时间运动"等借口来一味地拒绝运动。坚持每天都要运动，来增强自己的体质，这样既是对自己负责，也是对家庭负责，更是对国家负责。

愿人们能够天天抽时间锻炼，

都有一个良好的身体，

再也不怕新冠肺炎等病魔的袭击，

有好的身体才有好的心情。

心灵处方

运动不但能够强壮自己的身体，而且还能够让自己的心情愉悦起来。运动是最好的良药，也是抵抗新型冠状病毒的第一道屏障。珍惜自己的生命，要从每天的运动开始，从提高自己的免疫力开始。

健康小贴士

针对新型冠状病毒，该如何进行消毒？

新型冠状病毒，在 56 ℃ 条件下，30 分钟就能杀灭病毒，含氯消毒剂、酒精、碘类、过氧化物类等多种消毒剂也可杀灭该病毒。

皮肤消毒可选用 75% 的酒精和碘伏等（注：黏膜用碘伏或其他黏膜消毒剂）。居家环境消毒可选用含氯消毒剂（如 84 消毒液、漂白粉或其他含氯消毒粉 / 泡腾片）配置成有效氯浓度为 500 mg / L 以上的溶液擦拭或浸泡消毒。

有人牵挂 是苦也是福 8.

一朝离别，爱人的魔力更加强了，我们的心只记着爱人身上最为宝贵的部分。远方的朋友传来的每一句话，都有些庄严的回声在静默中颤动。

——［法］罗曼·罗兰

疫情链接

灾难来临的时候，爱是最有力量的。有媒体报道说，有一名小学六年级的学生，通过书信的方式，告诉白衣天使的妈妈不要担心，安心工作，我们"所有人都牵挂您"。

亲爱的妈妈：

您好！您在医院抗疫前线工作已经快一个月了。我们都很想念您。大爷和姑妈也常常打电话来问您的情况，并让您注意身体。

学校的老师也很关心您，经常打电话来询问您的近况。总之，所有认识您的人都很牵挂您。我说这些话不是为了加重您的心理压力，而是让您千万注意。您别嫌我啰唆，一定要注意安全。

您在家里的时候老是说我，我还很不高兴，可您一走我才知道被人说也是一种幸福。真是"世上只有妈妈好，有妈的孩子是个宝……"

我们每天都在看新闻，关注着这场没有硝烟的战争，也关注所有神圣、勇敢的白衣战士。自从您到一线那一刻，全家人的心都悬了起来。尤其是姥姥、姥爷，您要多给他们打电话，让他们放心。您也不要太劳累，要多休息，多增加营养。我们都在等待着悬着的心放下的那一瞬间。

说了一大堆让您安心工作、不要惦记家里、多注意安全的话，也不能全部表达出全家人对您的担心和牵挂。还是那句话，多注意安全，我和爸爸会把家里人照顾好。您就安心工作吧！我们都在等待着您平安归来的佳音。

祝身体健康、万事如意、平安归来！

女儿　冬冬

（来源：媒体报道）

‖‖ 心灵的宽慰 ‖‖

对国人来说，这是一个特别的春节，没有走访亲戚的喧闹，没有吃吃喝喝的热闹。人们多是短信、微信、电话拜年，为疫情做出力所能及的贡献。这时候不添乱，就是做贡献。特别是一些人在隔离期间发生了许多正能量的故事。

隔离是郁闷的、痛苦的，更是烦恼的，但是隔离中也凝聚着许多思念和牵挂。丘吉尔曾说："即使一个人面临极大的压力与挫折，只要为他人着想，怀着仁慈，他总能觉得好过一些。"在1976年7月28日的唐山大地震中，曾经有一个被废墟完全埋住并且濒临死亡的人，他发现自己身边的一个人，虽然伤势比自己要轻得多，但是这个人非常绝望，精神快要崩溃了，于是他不顾自己的伤痛，不断去宽慰这个人，结果被宽慰的这个人获救了，而他却永远地走了。这是何等的崇高！

我的一位朋友说："单位里的小王一家被隔离了，这14天没见面，大家又是想念又是牵挂。大清早与其见个正着，小王却是风尘仆仆、满面春风。于是大伙打趣说：'嘿！这疫情怎么把你养得白白胖胖的？'小王感慨万千道：'我们一家虽然被隔离了，可是我却觉得，我们彼此离得更近了！在隔离中我学会了思念与牵挂，在隔离中也学会了怎样去感悟人生，在隔离中也学会了怎样去感恩他人。'当大家听了小王家被隔离的故事，无不为之感动，同时感觉疫情是个良好的人生导师，尽管代价太大了。"

下面是一位朋友告诉我的关于小王家被隔离的故事。

小王家居住在某区一栋 22 层楼房的第 16 层。两个星期前，有关部门电话通知小王："15 层有人被感染了，为了安全起见，请你和家人也不要外出，暂时隔离 14 天。"一开始接到这个电话，王妻惶恐万分，使劲回忆 15 层一家人的面孔，琢磨自己是否和楼下邻居同乘过电梯。的确，匆忙的工作和学习，见面的邻居街坊大多是点头招手之类，具体是哪一家门户的，确实不是那么清楚。这个时候，王家真的是那么迫切地想了解 15 层那一家。夫妻二人在家中一起感叹，这楼房虽然现代和安全，但也隔离了许多邻里之情。王妻言："小时候，四合院住着，邻里亲情，出东门进西门，仿佛就像是走在自己的家里。哪一家的婚丧嫁娶都是全院人的大事，但凡谁家有个病人，恨不得全院儿的街坊都跟着帮忙。怎么会像现在这样，相互不认识呢？"王妻不断唠叨怀念过去四合院的日子，小王则安慰她说四合院的诸多不便，诸如四合院居民接触过密，传染率更高，四合院房子有时会漏雨，卫生设施不完备，等等。可以说，夫妻二人此时在牵挂 15 层邻居安危的同时，也担心自己和其他人员的安危。

当天傍晚时分，小王家突然接到了来自 15 层刘先生的电话，王妻闻听是感染者家属打来，不由变得战战兢兢，仿佛这病毒，就要顺着电话线爬过来。王妻焦急地询问感染者是谁、身高、相貌，等等。刘先生首先为自己妻子染病给各位邻居带来的诸多不便表示歉意，后又介绍说，自己妻子的工作单位离现在居住的房子很远，常常是带着孩子住在离公司较近的娘家。刘先生安慰小王夫妻不必惊慌，因为他自己离妻子那么近，现在仍然安好，连累其他人的可能性就更不大了。闻此言，夫妻俩安然入睡了。

接下来的日子里，小王家几乎每天都接到刘先生的电话，他关心和问候小王家。一天，小王的儿子接到了刘先生的电话，刘先生就给他讲了一个幽默的小故事，逗得小王的儿子哈哈大笑。从此，每逢电话铃响起，小王的儿子总是第一个抢过电话，刘先生也从不厌倦孩子的任何要求，并介绍给孩子很多看过的有趣的故事书。

小王一家在居委会尤其是刘先生的关爱下，不知不觉地度过了十几个一家团圆的快乐日子。就在即将解除隔离的前一天，刘先生再一次打来电话，开口第一句就是："实在对不起了，小王先生。"小王连忙解释：他一家人很好，请刘先生放心，不要再费心打电话来。另外，还问候刘先生的妻子，听说她没有危险了，大家都特别高兴。此外还建议：解除隔离可以随便走动后，一定要到楼下与其相识并交个朋友。后来，有其他邻居来电告知事情的真相，小王听着电话那端的声音，呆呆发愣，接着，就是泪流满面，感动不已。原来，楼下打电话的刘先生，是一位退休老教师，是他的女儿不幸染病，而在发病的前几天，到老人这里看望过他老人家。为了不让一起与自己隔离的邻居们感到恐慌，老人跟居委会要了一份隔离区内街坊的电话表，每天坚持给邻居们打电话，报平安。听出王妻惊慌失措的声音，刘老先生就用这个善意的谎言，表明他是患者最近距离的接触者，依然安然无恙。小王妻子盈着泪水，摇着丈夫的肩膀："我们这么踏踏实实地过了这十几天，让他老人家为我们操了多少心？你一定要替他老人家交了这个月的电话费！"小王表示完全赞同。小王拿起电话，向老人致谢，并表达了夫妻二人的意思。刘老先生婉言谢绝，并告诉小王，他在给各位邻居打电话的同时，不仅安慰了他人，自己也从中获得了信心。正是这邻里之间的相互关爱和牵挂，使大家安心顺利地度过这段最困难的时期。小王家所在的隔离区，按时解除了隔离，无一人被传染。

虽然病毒隔离了人们的视线，但却凝聚了人们的心。四合院的邻里之情，已经由平地升到天空，还会像甘霖一样，再一次撒向人间。

愿大家在灾难中相互牵挂，

能够在平时的生活中延续。
愿高楼的冷漠和陌生不再，
让彼此的关怀融化心中的隔阂。

心灵处方

相互关心，相互安慰。一份牵挂，就是一份力量，就是一种温暖。什么时候都要替自己想一想，也要替别人想一想。这就是高尚的心灵。人心换人心，真情换真情，只要人间爱心在，我们还怕什么灾难呢？！

能 量 加 油 站

歌曲《保重身体》

词：冰洁　曲：张伯序　歌手：叶凡

无论你现在哪里	保重身体 千万要在意
累了就歇息歇息	就算是为自己 就算是为家里
无论你去向何地	保重身体 千万别忘记
闲暇就锻炼身体	为了子孙儿女 为了长远大计
无论你多大年纪	有了好身体 美好的时光里
凉了就添件厚衣	不会留下叹息
即使你不舍昼夜	没了好身体 人生的旅途上
病了要及时就医	平坦多些崎岖
有了好身体 再简单的生活	保重身体 千万要在意
也会过得华丽	就算是为了自己 就算是为了家里
没了好身体 再平常的日子	保重身体 千万别忘记
也会多风多雨	为了子孙儿女 为了长远大计

彼此关怀
拥有健康的心态 9.

没有任何东西能比人类的爱更富有智慧、更复杂。它是花丛中最娇嫩的而又是最质朴、最美丽和最平凡的花朵，这个花丛的名字叫道德。

—— ［苏联］苏霍姆林斯基

⸱⸱⸱⸱◦ 疫情链接

"摧伤虽多意愈厉，直与天地争春回。"

跨年之际，新冠肺炎疫情突如其来、来势汹汹。

以疫情为令，全国总动员！从中央到地方，迅速打响疫情防控阻击战，万众一心迎挑战，众志成城战疫情。

疫情发生以来，习近平总书记一直亲自指挥部署，作出一系列重要指示，多次主持召开会议，对疫情防控工作进行反复研究，提出明确要求。

"让党旗在防控疫情斗争第一线高高飘扬"——总书记专门对各级党组织和广大党员干部提出要求，既是信任和嘱托，也是强有力的战斗动员令。在这场看不见硝烟的战斗中，共产党员们义无反顾，冲上一线！（来源：中央电视台）

ᐧᐟᐟ 心灵的宽慰 ᐟᐟᐧ

恐惧的日子是暗无天日的，如果我们一直恐惧下去，那么我们就会经常生活在诚惶诚恐中，不知道新冠肺炎疫情什么时候能过去。长此以往，虽然没有得上新冠肺炎，而自己的身体却完全垮了。人生是无奈的，人的一生，实际上就是与各种各样疾病斗争的一生，不是癌症的威胁，就是心血管病的威胁，2003 年是"非典"的威胁，现在又增加了新冠肺炎的危险，我们实在没有必要惊慌。因此，保持健康快乐的心态是十分重要的。

首先，我们要消除对新冠肺炎的恐慌情绪，消除对新冠肺炎的错误认识。有专家说，"认为得了新冠肺炎马上就会死亡是一种误解，死亡的病例经分析一般有两种情况，一种是症状比较重，起病比较急，就医相对比较晚，等到医院以后已经到了疾病快速发展期；第二类病人主要是伴随和并发其他疾病，譬如原来就有心脏病，或者糖尿病，这次又得了传染性新冠肺炎，这部分病人的病死率比较高。可见，一个健康人受感染，只要及时救治，是完全可以康复的，所以不必谈新冠肺炎色变，造成心理恐慌。"

其次，对新冠肺炎要有科学的认识。必须知道新冠肺炎是怎么一回事，它是如何传染的，自己应该怎样预防。我们按照中央的要求，应该隔离的时候，绝对不要乱走。否则，传染别人，也容易被别人传染。戴口罩也要讲究科学，不能盲目从众，光图形式。又如有人没病乱投医，拼命找各种偏方，乱打预防针，真是愚蠢透顶。如果自己能够冷静地想一想，就不会这么无知了。到目前为止还没有找到对付新冠肺炎的最有效药品，自己这种乱吃药、乱打针的做法只会损害身体的健康。

与新冠肺炎作斗争是长期的事情，不是一两天就能完成的，所以，自己一定要心态平和，讲卫生，不给别人添麻烦。整天闷在家里，无所事事，也容易出问题，要自己给自己找事干。有专家认为："无所事事会造成肌体抵抗力下降。对疾病过度恐惧，乱吃药、乱吃偏方、闭门不出、到处打听疫情的小道消息，会使心理状态过于焦虑，不仅使自己的生活质量严重下降，而且会使自己的免疫力骤然下降，反而容易生病。紧张情绪可以通过神经系统使血压血糖升高、心跳加快、肠胃不适、失眠、内分泌失调、中枢神经紊乱等。"

作为一名普通的公民，一定要热爱自己的国家，应该相信党和国家有能力战胜新冠肺炎，要主动配合好政府各部门的部署，积极或间接地投入到抗击新冠肺炎疫情的各种战斗中。我们要冷静地对待这场突如其来的疫情，大家要彼此关心、彼此关怀、彼此鼓励，使大家都有一个良好的心态。因为一个人的健康心态，对自己、对家人和对社会都是有利的。守住每个人的心理防线，是预防新冠肺炎的基础，而听信谣言，甚至传播谣言，只能使自己的生活变得无序、无奈。

愿天空不再有恐惧的乌云，

只有彼此关怀的蓝天和白云，

让每个人都拥有健康的心态，

使哭泣和哀伤不再蔓延。

心灵处方

微笑生活，平和心态。生活是一面镜子。假如你对它哭泣，那么它也对你哭泣；假如你对它微笑，那么它也对你微笑。尽管人生是无常的，也是无奈的，但是我们总得坚强、乐观地活下去。

健康小贴士

国家体育总局和中华全国体育总会发布科学健身18法（上）

1. 懒猫弓背。每组6—10次，重复2—4组。能提高胸椎灵活性，改善肩背不适，防止驼背，预防和延缓肩部和腰部劳损。

2. 四向点头。每组5次，重复3—5组。能放松颈部肌肉，预防颈椎病。

3. 靠墙天使。每组6—10次，重复2组。能提高肩部灵活性和肩胛稳定性，缓解肩部紧张。

4. 蝴蝶展翅。每组进行10—15次，重复2—4组。能改善圆肩驼背姿态，提高肩关节力量。

5. 招财猫咪。每组进行10—15次，重复3—4组。能增加肩袖力量，让肩部塑型。

6. 壁虎爬行。每组6—10次，重复2—4组。能提高核心稳定性，改善协调性，强化上肢力量。

7. 4字拉伸。在臀部有明显牵拉感的位置保持20—35次，完成3—5次。能拉伸臀部肌肉，提高髋关节灵活性。

8. 侧向拉伸。弯曲至最大幅度，保持2秒，每组6—10次，重复2—4组。能拉伸躯干侧面肌肉。

9. 站姿拉伸。保持拉伸姿势20—30秒，重复2—4组。能改善下背部紧张，预防腰部和膝关节劳损。

特殊时期
更要保重自己 10.

尊重生命，尊重他人，也尊重自己的生命，是生命进程的伴随物，也是心理健康的一个条件。

——[美]弗洛姆

那些受伤的地方一定会成为我们最强壮的地方。

——[美]海明威

疫情链接

2月9日，由国家卫健委高级别专家组组长、中国工程院院士钟南山领衔的"中国2019年新型冠状病毒感染的临床特征"研究团队，对1099例（截至1月29日）新冠肺炎确诊患者的临床特征进行了回顾性研究。

研究发现，新冠肺炎的中位潜伏期为3.0天，最长可达24天。

同时，仅有1%左右的患者与野生动物有过直接接触，而超过3/4的患者为武汉本地居民，或曾与来自武汉的人员接触过。这为新冠肺炎人传人提供了进一步证据。

除了飞沫传播和直接接触两种途径，研究人员还在一些患者的粪便样本，以及胃肠道、唾液或尿液、食道侵蚀出血部位中检测到新冠病毒，因此卫生保护应考虑到通过胃肠道分泌物的传播。（来源：新华每日电讯）

⫶⫶ 心灵的宽慰 ⫶⫶

为了自己、为了家庭、为了国家，必须保重自己。为了自己能够更好地学习、工作和生活，必须要学会怎样保重自己。为了家庭的幸福、快乐和美满，必须要学会怎样保重自己。为了国家的富裕、繁荣和强大，必须要学会怎样保重自己。保重自己也是一种责任。

俗话说，留得青山在，不怕没柴烧。身体是革命的本钱，保重自己就是保护本钱。人的一生是多灾多难的，说不定什么时候就碰上了什么麻烦的事情，自己一定要想得开。并非新冠肺炎就是唯一的烦恼，也并非新冠肺炎一定会带来死亡。生命能够延续下去，人生能够书写下去，日子能够过得下去，就是因为人们能够充满信心，并且不断地去战胜困难。没有过不去的河，没有翻不过去的山，不妨自己冷静地想一想，谁都有烦心的事，并不是自己一人在烦恼。家家都有一本难念的经，每个人都有一种说不出来的苦，只不过有人能够保持乐观心态，善于忍耐痛苦，而有的人总是消极叹息、怨天尤人罢了。

学习再忙，工作再累，也不能忘记保重自己的重要性。要讲究学习或工作的方法和效果，在学习或工作一段时间以后，就要愉快地放松一刻。必须有一张一弛的意识，休息的目的也是为了更好地学习或工作。没有必要去做 24 小时甚至 36 小时的学习狂或工作狂，如果这样的话，也许一两天是可以的，但是长此以往是完全不可能支撑下去的，并且也是极端愚蠢的。身体犹如一台机器，必须随时进行保养和加油，这就是为什么要适当休息的重要性。任何透支生命的错误做法，都会遭到疾病和早衰的报复。譬如有时候，不妨留点时间去看看云。摩诘有一联："行到水穷处，坐看云起时。"辛弃疾有一名句也让人难忘："回首叫云飞风起。"另外，更叹古人的出尘之想："日边红杏倚云栽。"如果看着这一片片流云从自己的头顶上飘过，思考"富贵于我如浮云"的人生问题，自己更会感觉心旷神怡，更能够感觉人生的美好，更能体会到休息的美妙之处，于是精神更加清爽，尔后学习和工作效果也更好。

　　无病防病，有病看病，千万不能耽搁，这也是保重自己的重要措施。尤其是在特殊时期，更不能因为害怕去医院看病可能感染上新冠肺炎，而生了病还在家中硬扛，结果小病拖成大病，不得不送医院抢救，最后有可能断送自己的性命。"非典"时就有个报道："记者昨天从安贞医院了解到，目前到该医院急诊的危重病人中有 60% 至 70% 都是'扛'出来的。而实际上，北京的各个医院都采取了防范措施，患者完全可以放心就医。据安贞医院急诊科医生介绍，有一位 60 岁的老先生突然胸痛、胃痛，他以为自己得了胃病，就吃了点胃药在家忍着，直到发生大面积心梗，才被家属送到安贞医院急诊科抢救，结果做了心脏搭桥手术。医生说，如果他在发病初期就到医院就诊，吃点药就可以缓解症状了。另一位 78 岁的老太太得了糖尿病，在家吃药不够及时，血糖升高了又不敢到医院来看，结果转成了酸中毒，被送到医院急诊室时已经昏迷不醒，尽管医生进行了抢救，但已回天乏术了。"这真的让人十分遗憾。

　　愿保重自己带来健康的福音，

　　使生命之树更加郁郁葱葱。

　　愿保重自己带来愉快的心情，

　　使人生的欢笑始终回荡在天空。

心灵处方

　　健康是一，财富、名誉等均是零。没有健康，人生等于什么也没有。健康是宝贵的财富，必须保重自己的身体。这是一种责任，这是一种义务，这是一种智慧，这是一种理性。自己不仅要在特殊时期多保重自己，而且在平时也要多保重自己。

健康小贴士

国家体育总局和中华全国体育总会发布科学健身18法（下）

10. 左右互搏。每次保持用力3—5秒，然后放松2—3秒，完成6—10次，重复2—4组。能强化内收肌力量，提高髋关节灵活性。

11. 靠椅顶髋。完成6—10次，重复2—4组。能激活人体后侧链，强化身体后侧的力量。

12. 坐姿收腿。完成6—10次，重复2—4组。能提高核心力量，提高身体控制能力。

13. 足底滚压。每组进行8—10次，重复2—4组。能放松足底，促进血液循环。

14. 对墙顶膝。每组进行8—10次，重复2—4组。能拉伸小腿后侧肌群，增强柔韧性，降低运动损伤风险。

15. 单腿拾物。每组进行8—10次，重复2—4组。能增强平衡能力，加强核心力量。

16. 足踝绕环。向外侧慢慢转动脚踝10次，然后向内侧转动脚踝10次，重复2—4组。能加强踝关节力量，提高踝关节灵活性和柔韧性。

17. 单腿提踵。每组练习1—15次，重复2—4组。能锻炼小腿肌肉，提高膝关节和踝关节的稳定性。

18. 触椅下蹲。每组练习10—15次，重复2—4组。能增强核心力量，拉伸背部肌肉。

不要让自己死于无知

11.

世上只有一样东西是珍宝，那就是知识；世上只有一样东西是罪恶，那就是无知。

——［古希腊］苏格拉底

疫情链接

有点感冒发烧，要不要去医院？

去医院之前，你可以先问自己几个问题进行自检。

第一，在最近两周之内有没有去过疫区？有没有碰到过湖北来的朋友？您的亲人有没有接触过湖北来的朋友？

第二，您所在的地区有多少个确诊病例？以上海为例，我所在的闵行区只有两三例，那么我接触到病毒的可能性就很小。

第三，你近期去过人多的地方吗？有没有进入有着几十上百人的封闭空间，比如饭店、超市、商场？如果没去过，那你被病毒感染的可能性是很小的。

经过这三个问题的排除，你应该就不会太担心了。但如果你正好遇上严重的感冒发烧，又有肺炎的症状，请一定要去医院。

那怎么知道你是不是有肺炎症状呢？这个可以通过检测血液中氧气的含量进行判断。现在有许多运动手表都可以检测你的血氧饱和度，如果肺功能出现障碍的话，血氧饱和度就会下降。健康人的血氧饱和度在95%以上，如果你看到自己的血氧饱和度低于92%，

就要保持警惕；如果低于88%，那就请你赶快去医院。（来源：《新京报》）

Ⅲ 心灵的宽慰 Ⅲ

疫情是全人类的敌人。"这次疫情是个公共卫生事件，不是国家和种族之间的事情，"正如国际友人所言的，"病毒性疾病没有种族或民族特征。"很多人不是死于疾病，而是死于自己的无知，因为无知的恐惧、烦恼、郁闷等造成不必要的损失，实际上无知是健康的死敌。因为自己的无知，就会盲目地生活，盲目地紧张，盲目地恐惧，所以身体才容易出毛病。如果一个人不懂任何医学知识，不知道自己身体的状况，不懂得怎样去预防疾病，也不善于科学地调理日常饮食，更不讲究个人的修身养性，那么这种愚蠢与消极的人生态度，就会损害自己的健康。为什么许许多多的人不是因为年老自然地死亡，而是因为疾病早早地夭亡，不少情况就是因为无知所带来的恶果。假如在疫情面前，自己还没有意识到，那真是人生最大的悲哀。

世界卫生组织（WHO）根据全球无数的病例报告进行统计分析后指出："许多人不是死于疾病，而是死于自己的不健康生活方式。"世界卫生组织前总干事中岛宏博士曾经说过："健康是人生的第一财富。不要死于愚昧，不要死于无知。"在我们的生活中，有许多人对自己的健康状况往往不以为意，根本不关心，直到自己病入膏肓，才知道日常保健的重要性，但为时已晚。譬如有的人整天抽烟、酗酒，甚至胡吃海喝，根本不爱惜自己的身体，还以为自己生活得很潇洒。于是因为自己的无知，高血压、糖尿病、肺癌、肺气肿、肝硬化和冠心病等疾病都找上门来。有的人年轻时就得了老年人才会得的病，这大多是由于不健康的生活方式造成的。医学专家认为，有很多病是可以预防的，如果具备一定的养生保健知识，那么寿命就起码可以延长三分之一。

必须明白，健康和生命绝对是自己的事情，别人是起不了多大作用的。因此，健康还得依靠自己精心维护，如果自己不注意身体健康，那么就会遭到疾病的报复。生活方式是自己"最活跃、最能动的健康因素"，健康的生活方式可以延长人的寿命，而不健康的生活方式则不仅会让一个人体弱多病，还有可能使人早早夭亡。良好的生活方式，实际上是给自己健康银行里存一笔可观的健康储蓄，正确的养生保健，就要不断地储蓄。必须注重自我保健，能够及时意识到自己不健康的生活方式，能够自觉地改变不良的生活习惯，这是最根本的事情。

曾经有权威的医学机构，在经过一系列研究分析以后认为："每个人的健康和寿命60%取决于自己，15%取决于遗传因素，10%取决于社会因素，8%取决于医疗保健，7%取决于气候影响。"可见自我保健是多么的重要。实际上，拥有一种良好的生活方式，也意味着自己的生命质量有了根本的保证。如果一个人能够做到起居有常，饮食有节，心理平衡，经常锻炼，科学学习等，那么就可以达到增强体质、心情愉悦，并预防疾病的健康目的。

愿科学知识成为人们生活的法宝，

让无知和愚昧随风雨迅速飘散。

愿科学知识给人们带来幸福的生活，

让疾病不再侵袭我们。

心灵处方　　无知所感受的幸福不叫幸福，只能叫麻木；无知所表现的勇气不叫勇敢，只能叫傻瓜的冲动。一个人不能生活在无知的阴影之下，不知自己无知的人是最悲哀的，知道自己无知能够改过的人还是有救的。

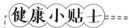

健康小贴士

蔬菜水果会附着新冠病毒吗？外出购物注意六大要点

外出购物要注意六大要点，教你学会科学防护！

1. 为了降低感染的风险，尽量减少外出活动，减少到人员聚集的公共场所，外出时记得戴好口罩。

2. 乘坐厢式电梯时，戴好口罩，不要到处乱摸乱碰。

3. 进入公共场所前戴好口罩，自觉配合管理人员进行体温测试，尽量乘坐斜梯，避免乘坐厢式电梯。

4. 购买东西时，要注意保持手部卫生，尽量减少接触公共场所的公共部位或物品，不要用手接触口罩和眼睛，打喷嚏或者咳嗽时，要用纸巾、口罩或手肘遮住口鼻。

5. 在公共场所尽量与其他人保持一定距离。

6. 外出回家后要先摘下口罩然后用流动水洗手，要记得用洗手液或者肥皂，最后用干毛巾或一次性的干纸巾擦干双手。（来源：人民健康网）

疫情让我们更懂得感悟人生 12.

真正的世界是广阔的，有一个充满希望和恐惧、感动和兴奋的天地，正在等着有勇气进去并冒着危险寻求人生真谛的人们。

——〔英〕夏洛蒂·勃朗特

疫情链接

灾难使人们感悟许多东西

2003年有媒体用"非常'五一'新感悟"的题目，对人们在"非典"中得到的新感悟进行了如下报道：

感悟之一，是重新体会两个字"感谢"。那么，感谢谁呢？感谢你、我、他，感谢建设北京、坚守岗位的各行各业的人们。

感悟之二，是人们养成了好的"习惯"。戴口罩、洗手、消毒、不随地吐痰已经成为人们自觉的生活习惯。有人感慨地说："但愿'非典'能提升全北京的公德标准，加强卫生常识，彻底改变坏习惯。"

感悟之三，是品味另一种"快乐"。不寻常的日子里有不寻常的快乐，关键是自己怎样去发现。

感悟之四，是人们享受着"真诚"。人们又重新寻回了久违的人与人之间的那份真情。（来源：媒体报道）

▪‖▶ 心灵的宽慰 ◀‖▪

2003 年"非典"和这次新冠肺炎疫情的来临，无不是在警告人们，我们不是无所不能的，不能为所欲为。恰恰是"有所为有所不为"，才是人类一代一代薪火相传的根本。我们要从此次疫情中吸取教训，学会科学生活。

改变世界的唯一捷径是改变自己，而不是去改变别人。通过建设自己的心灵品质，提升自己的格局和境界，让自己从庸人变为能人、君子，仁爱、智慧、胸怀、能量随之提升，才能以一份人格的力量，影响他人、影响世界，最终让世界变得更加美好。

有人认为："不要浪费一场危机。让我们不为纷纷扰扰所牵动，凝神聚气、众志成城，在这次大考中交出一份耀眼的答卷。这场突如其来的疫情大考，正是考验每个人真功夫的时刻，能否成为'天下之大勇者'，在于我们能在多大程度上明心与净心，在多大程度上建设自己的心灵品质。"

人有三性：人性、悟性和灵性。如果一个人没有人性，那么就与兽性不远。悟性意味着一个人思想上的进步：自己看到了，不算自己的东西；自己学到了，也不完全算自己的东西；只有自己悟到了，才能真正算自己的东西。悟则进，不悟则退。人生就是在不断的感悟中成长、成熟的。尽管灵性是最高境界，但是没有悟性作为基础，也是空洞之物。一个人在平常的日子里，忙忙碌碌，很少有时间去思考和感悟，或者也没有什么好心情去感悟，因为这个世界诱惑你的东西实在是太多了，自己根本就不懂得珍惜幸福，唯有当自己真正面临危机或在生命受到威胁的时候，才会在瞬间感悟平常生活中习以为常的事情。于是，平常的东西就变成了一堆"易燃物"，而危机则变成了一根"火柴"。是否感觉追求物质的东西有点多了，追求心灵的东西有点少了？

人民健康，国家富强。我们感悟健康是多么的重要。于是，我们在审视平常不科学的生活方式时，心中会多了一份懊悔的心情。平时不注意身体保健，不注意身体锻炼，慢慢就会处于"亚健康"状态，且身体免疫力逐渐降低。如果一个人没有健康，那么哪有自己的远大事业、自己的幸福生活等其他东西呢？自己的所有抱负都是空的。

我们感悟生命是多么的脆弱。在新冠肺炎疫情横行的时候，听到每天都有人被感染，并且还有人死亡，好多人心里都是惊慌失措的，感觉每一个人都是那么的陌生可怕，好像都是病毒携带者。这时，我们就应重新审视生命，开始珍惜自己的生命，以及自己的人生和生活。当然，亡羊补牢，也是一件好事情。生命是宝贵的，也是唯一的。一个人的生命只有一次，许多人只有在死神面前才能真正感悟到，但为时已晚。我们为什么不好好地活在今天呢？过去的已经过去，未来的还没有到来，只有今天是实实在在的。浪费今天，折腾今天，糟蹋今天，实际上就是对人生的不负责任。

我们感悟朋友的问候是多么的珍贵。在平时大家都各忙各的，根本顾不上彼此的问候。"我很忙！"变成了一句推脱的口头禅。而自己那些忙碌的东西在新冠肺炎疫情面前，就显得格外苍白。如果人的生命都没有了，还要其他的干什么？在危难的时候，一声真诚的问候，哪怕是这么的遥远，哪怕是这般的轻微，却如同一股甘泉流过心田，是那么的甜蜜，那么的清凉。

我们感悟人生中有许多东西需要感谢。社会的和谐安定，需要大家的共同努力，单凭个人的努力是有限的。在抗击新冠肺炎疫情的战斗中，许多人奋不顾身地冲了上去，把死亡留给了自己，把生的希望留给了别人。我们难道不应该感激吗？许多人一直无私地坚守在工作岗位，使我们在温暖的家中能够衣食无忧；我们难道不应该感谢吗？平时我们认为平淡无奇的工作，在危难时就会觉得是多么的重要。

我们感悟应该学会宽容和理解。与死亡的威胁相比较，所有的一切都是无关紧要的，而人际关系中的那些恩恩怨怨，又算得了什么呢？平时你多一点，我少一点，还要耿耿于怀，长久盘踞心头，现在想一想是多么的可笑和愚蠢。平时的一些烦恼和鸡毛蒜皮的事情，现在想想是多么的不值得。

要感悟的东西还有好多。让我们在疫情中感悟，在疫情中成熟，在疫情中坚强。感谢国家，感谢人民。

愿感悟能够净化我们的心灵，

驱赶我们的恐惧和烦恼。

愿感悟能够带来坚强与成熟，

使生命永远散发美丽的光芒。

> **心灵处方**
>
> 不管在什么时候，自己能够感悟人生，都说明自己在不断地成熟。如果一个人什么东西都不能感悟，那么他的人生无疑是行尸走肉一般。

健康小贴士

面对疫情，家中如何做好消毒工作？

酒精：酒精可以使细菌的蛋白质变性凝固。皮肤消毒可使用75%医用酒精。

蒸笼：从沸腾开始蒸20分钟即可达到消毒的目的，适用于消毒餐具、衣物和包扎伤口的纱布。

煮沸：100 ℃也能使细菌的蛋白质变性，需要消毒杀菌的物品需要全部浸过水面，适用于餐具、某些玩具、被褥等。

空气清洁：保持室内空气清洁，常通风换气是必要的，尤其是在秋冬天气，别因为寒冷忽视了通风。

漂白粉：漂白粉能使细菌的酶失去活性导致死亡，是非常有效的消毒杀菌法。桌椅、床、地板、墙面等使用1%—3%漂白水（漂白粉加清水），用抹布擦拭即可达到消毒目的。

消毒液：含氯消毒液能有效消毒杀菌，直接稀释之后装在塑料壶即可进行消毒杀菌，但需要注意避开食物和餐具，适用于桌椅、床、墙、地板等消毒。（来源：三沙市人民政府网）

危机能够
让我们走向成熟 13.

只要持续地努力，不懈地奋斗，就没有征服不了的东西。

——［古罗马］塞内加

缺乏进取精神的民族意味着堕落。唯有开拓和竞争，才能立于不败之地。

——［英］怀特海

⋯⋯○ 疫情链接

我们应当清醒地认识到，新冠病毒疫情与流行性传染疾病一样，对经济社会的影响可能比人们的恐慌要小。换句话说，无论是实际死亡率还是传染程度，由于我国采取了精准高效的防控措施，死亡人数并不比美国每年流感的死亡人数多，因而不必引起过度恐慌。人们对病毒性感冒、流感、禽流感等概念并不陌生，之所以对新冠病毒疫情产生恐慌情绪，是对"无药治"的恐惧，本质上也是对"不确定性"的恐惧。由于人们的恐慌，难免"小题大做"甚至"草木皆兵"；网络上的谣言、错误说法也不少，新冠病毒由空气传播就是错误概念之一。事实并非如此。病毒离开人体就不能存活，接触是传播的主要途径。如果新冠病毒靠空气传播，任何人都会"无一幸免"地被感染。因此，"带病工作"的原有观念必须改变，防控病毒携带者流动应成为共识；应改变原有按医疗资源为中心的运管模式，

而以病人收治、隔离、康复为中心，打赢疫情阻击战。（作者：周宏春，来源：媒体报道）

‖‖ 心灵的宽慰 ‖‖

　　危机能够磨炼我们，使我们逐渐走向成熟。一个人的成熟不是年龄的增长，一个社会的成熟也不单单靠几句简单的口号。社会和民族的成熟，是社会上的个人对生活的更加热爱，对社会和国家更加负责任，对整个世界更加牵挂和有爱心。成熟，就是意味着自己明白应该去做什么，不应该去做什么；成熟，就是在遭受挫折以后，也有足够的勇气从头再来，在灾难降临时能够坦然面对，勇于承担。

　　我们不必尖刻地指责疫情是该来还是不该来，因为这是毫无意义的，"牛奶打翻了再去哭泣是没有用的。"事情已经发生，再去相互埋怨，人们更会产生抵触、愤怒和恐惧情绪。应该心平气和，冷静下来，同时应该感谢疫情锻造了我们，教育了我们，使我们不断走向成熟。

　　危机把我们推向生命的边缘，让我们明白生命的无常和脆弱。因危机造成的平时正常的生活秩序被完全打乱，我们无论如何都无法想象到会是这样的局面。其实，危机随时都有可能在世界上的任何一个角落发生。过去的"非典"，今天的新冠肺炎，只不过给了我们这样一个提醒。我们应该从小就开始给孩子们灌输风险意识，强调要有预防的意识，以及提高预防能力的重要性。

　　危机让我们更加懂得关爱，这是人性的成熟。疫情的来临，让我们感觉身边的每一个人都是那么重要。医护人员抢救患者，他们是病人的救星；科研人员争分夺秒地研制抗病毒的药物，那是我们的希望。我们需要亲人的照顾和朋友的关怀。危机中的援助之手，鼓励的微笑，关注的眼神，都是我们战胜困难、走出危机的力量。譬如有人在危难时把自己的口罩捐给他人；譬如当一位大妈因为在超市没有买到盐而惊慌的时候，一个小姑娘默默地将自己篮子里的食盐递给老人家，大妈的心里得到的安慰远远超过她在平常岁月中得到的一克黄金。超市的盐在非常时期可能断档，人们的关爱在非常时期却越发浓厚。

任何一次疫情的袭击，都能够让人们充分地利用科学武器，逐步研发出战胜疫情的各项科研成果。地震、火山爆发，使人们研究总结出了提早观测和预防的各类知识；多少次传染病的灾难，使人们有了预防它的各种针对性疫苗。疫情的侵蚀，展现了现代化的科学手段的高超，短短的一个月内，人们已初步研究出了关于抵抗病毒和加强防御的科研成果，比如，针对病毒抗体的特异性诊断试剂盒；新型生物防护口罩；重量仅 1.5 公斤的新型防护服，等等。科研成果的迅速问世，使人们对战胜疫情的信心倍增。

危机锻炼了我们的心理素质，使我们更加理性、更加冷静。初遇病毒，我们许多人都是惊慌恐惧，忧虑不安，乱吃药、到处躲避、疯狂购物，这些无一不表现出我们内心的脆弱。随着我们对它认识的逐步加深，终于明白：只要我们鼓起勇气，坦然面对，就没有战胜不了的灾难，关键是首先要战胜自己。

危机让我们更加珍视生命，热爱活着的每一天，对生命的认识更加成熟。过去，在一个个日月轮回、周而复始的简单日子里，我们的生活平淡如水。如今经历了疫情的袭击，我们会发觉身边的每一寸草、每一朵鲜花都是那么值得留恋，我们苦苦追求的名利、财富在生命面前，竟都显得那么渺小。我们终于感悟：没有健康，一切是痛苦；没有生命，万物皆空。

危机也使我们的国家和人民更加成熟……

愿我们通过此次疫情，

能使自己更加的成熟和珍惜生命。

用智慧去克服困难，战胜疫情，

并且能够自省、自警和自强。

心灵处方

危机，危也是机。突如其来的疫情使我们领悟、清醒，让我们明白很多道理。明白在短暂人生中，应该去做什么，而且必须马上去做。如果自己漠视灾难的痛苦，也不想再去改变，那才是真正的悲哀。

健康小贴士

免疫力是最好的医生，用 8 个简单的方法激活它

中国老年医学学会营养与食品安全分会副会长周春凌给出了简单提高免疫力的 8 个办法：

1. 充足睡眠。在季节交替时，易出现因工作压力大、睡眠不足而导致的荨麻疹、带状疱疹等与免疫力下降相关的疾病，一定要保证充足睡眠。充足的睡眠能保证醒来时体力恢复、精力充沛，一般成人每天睡眠时间在 7—8 小时，老人也不能少于 6 小时。

2. 酸奶早餐。美国健康协会的一项研究发现，酸奶可以使"坏"胆固醇（低密度脂蛋白 LDL）水平降低，并将尿路感染的风险降低 47%。某些酸奶中所含的益生菌，更可以大幅提高机体免疫力和抗病能力。

3. 多吃大蒜。美国马里兰大学医疗中心研究发现，常吃大蒜不仅有助于提高免疫力，还能帮助防止心脏类疾病。不过，肠胃疾病患者要少吃。

4. 常饮蜂蜜水、姜水、柠檬水。研究表明，蜂蜜中的抗氧化剂是提高免疫力的助推器；生姜是天然的镇痛剂和解毒剂，有一定对抗感染的作用；柠檬中含有丰富的维生素 C，有抗氧化性。

5. 享受下午茶时光。下午三四点后，人体精力开始衰退，此时，喝杯下午茶或咖啡、吃些点心不仅能补充热量，还能缓解连续工作后的疲劳，通过自我调节，保持自身免疫系统健康。

6. 坚持锻炼。现代人工作压力大，但在身体基础状况正常的情况下保证每周五天，每次 30—60 分钟的运动量即可。

7. 多晒太阳。保持体内高水平维生素 D，就可以更好地预防嗓子痛、普通感冒和鼻塞等问题。

8. 保持微笑。美国斯坦福大学研究人员发现，笑能增加血液和唾液中的抗体及免疫细胞数量，缓解疲劳，是提高免疫力的良药。（来源：《生命时报》）

健康是人生最大的财富 14.

一个国家最宝贵的财产，并不是它储备的大量黄金或外汇，更不是它的地下资源或工业能力，而是人民的健康。

——［摩洛哥］哈桑二世

⋯⋯○ 疫情链接

疫情期间，一些公众心理压力很大，遇到身体不舒服就怀疑自己是不是得了新冠肺炎，甚至开始自行吃药，这是否有必要呢？中科院心理研究所专家认为：

这次疫情给我们带来一系列程度不同的心理应激反应，担心自己得病也是应激反应的一种，对这个问题有四点建议：

一是要稳定情绪。如果没有出现发烧、干咳等典型的症状，身边也没有确诊或疑似的病人，而且也很少外出，被感染的可能性是非常小的，不必过度恐慌和焦虑。

二是要理性分析。仔细观察一下自己的身体状况，判断不舒服的症状和新冠肺炎的典型症状是不是相符合。如果比较符合，还是要及时去发热门诊就诊；如果不符合，可能是身体方面的其他问题，有必要时也应该去医院就诊，在医生指导下用药。

三是改变行为。如果知道自己是健康的，但还是控制不住担心，那就试试转移注意力的办法，找一件事情让自己长时间投入去做，通过这些方式来改变自己过于恐惧的心理。需要特别提醒的是，有极少数人有这样一种情况，他坚信自己感染了新冠肺炎，甚至去医院反复就诊，即便医生和医学检查认为他没有被感染，他也坚信自己被感染了。如果是这样极少数的情况，我们还是建议他和家人认真对待这个问题，最好及时去医院心理科和精神科寻求专业的帮助。

四是主动寻求心理援助。国家卫生健康委在原有的心理援助热线基础上，支持各地设立了应对疫情的心理援助热线。截至1月底，各地各省的公立精神卫生医疗机构和预防机构一共开通了361条免费的心理援助热线，如果靠自己的能力没有办法缓解不良的应激反应，请及时拨打热线，寻求专业的帮助。（来源：中国之声企鹅号）

▎▎▎ 心灵的宽慰 ▎▎▎

没有健康的身体，人生的一切都是空的。健康是百业之本，也是人生之基石，更是自己的创业之本。自己没有健康，什么理想、工作、事业和家庭等，都无从谈起。再好的理想也会化为乌有，再好的工作也是力不从心，再好的机遇也只能擦肩而过，再好的家庭也会破碎。因此，我们时时刻刻都要关注自己的健康，在事业与生活的双重压力下，必须明确树立健康的意识，并充分学会在日常的生活中做好自我保健的本领。

健康是永恒的主题。古往今来，多少人对健康梦寐以求！从《黄帝内经》《千金方》等传世之作，再到形形色色的"秘方"，无一不是为了健康。有的人太渴望健康了，以至于忘了健康本身的含义。他们为了所谓的"健康"不顾一切，为了所谓的"健康"做出舍本求末的蠢事，尤其是在遭受新冠肺炎疫情的时候。

如何才能拥有健康？智者有智者的说法，仁者有仁者的说法，愚者有愚者的说法，哲人有哲人的说法，"白衣天使"有"白衣天使"的说法……

　　从医学书上去寻找答案应该说是最有权威性、最有科学性、最有代表性的。可是人们往往难以从汗牛充栋的医书中找到健康的标准答案，有时甚至会越找越糊涂。于是，人们又疯狂地拥向各种保健品，全然不顾许多健身广告的虚假性、奸商赚取大把钞票的窃笑与自身顾此失彼的尴尬。

　　一个人在年轻时往往轻视健康的重要性，而到了中年以后才能体会到健康是人生之本。一个人在平常的时候也往往轻视健康的重要性，只有到了疾病威胁到自己健康的时候，才会意识到锻炼身体是多么的重要。多数人在年少时因为缺乏健康观念会无意识地损害自己的健康，只有到了年长时才会加倍珍惜健康，但这种醒悟已经太晚了。俗话说，年少时人找病，年长时病却找人。许多人往往悔悟道："我对健康的认识比较晚，年轻气盛时，根本没有顾及'健康'两字，直到40岁以后'亚健康'慢慢缠绕周身，检查身体出现各种不合格的指标时，我才醒悟，才深深地感觉到身体健康是多么的重要！损害健康是多么的无知！"所以，这次新冠肺炎疫情给人们一个很大的警告，必须重视自己的健康！

　　我们在日常生活中，往往忽视预防的重要性，忽视提高自己免疫力的重要性，只有到了自己疾病缠身时才会追悔平时的粗心大意。也许对于别人善意的劝告，会当作一缕轻烟随风飘过；也许对于医生的忠言，会觉得多余。只有当自己进入医院，才会悔不当初："为什么不好好听从这些忠言和劝告呢！"我们再也不能漠视自己的健康问题，糟蹋健康实际上等于扼杀自己的生命，没有健康，生命又有何意义？

　　让我们铭记名人的养生长寿十秘诀："情志开朗，恬淡怡然。当有喜好，但不强求。欲望要节，淡泊为宜。睡眠卫生，亦要讲究。适量运动，掌握恰当。饮食宜节，切勿偏求。衣着宽带，寒暖适宜。居处宁静，阳光充足。定期体检，防微杜渐。服用药物，不可随便。"

　　愿人们对健康多关注，

　　平时多进行强身健体的锻炼。

如果自己有了良好的身体，

那么在疫情面前生命注定会坚强。

健康的身体，健康的心灵。健康是人生的最大财富，没有健康作为保证，那么人生的一切都是虚无。经过疫情的考验，让我们更加认识到健康的重要性。

能量加油站

《多少歌》

"非典"时有媒体刊登的《多少歌》，让很多人都爱不释手，并且相互传阅和诵读。大家一致认为《多少歌》总结得非常好，对于现在的疫情应对也很有帮助。

手脚多洗点，东西少摸点；　　　邻里多顾点，闲气少惹点；

窗户多开点，空调少用点；　　　知识多学点，谣言少传点；

电话多打点，亲戚少串点；　　　笑话多侃点，脾气少闹点；

信息多发点，聚会少去点；　　　好事多想点，牢骚少发点；

口罩多戴点，喷嚏少打点；　　　读书多一点，闲扯少一点；

平常多走点，汽车少坐点；　　　胆子多壮点，恐慌少露点；

散步勤一点，躺着少一点；　　　主见多一点，"大溜"少随点；

楼梯多爬点，电梯少乘点；　　　心胸多宽点，角尖少钻点；

白水多喝点，饮料少灌点；　　　夫妻多爱点，孩子少骂点；

萝卜多啃点，补药少吃点；　　　关怀多一点，歧视少一点；

绿菜多来点，便秘少一点；　　　精神多爽点，萎靡少一点；

音乐多听点，烦恼少添点；　　　平和多一点，激动少一点；

晚上多睡点，电视少看点；　　　大家多一点，小我少一点；

纸巾多用点，尴尬少一点；　　　众人多做点，拾柴烧"非典"！

遵守公德
是每个人的责任

15.

没有公民道德，社会就会灭亡；没有个人道德，他们的生存也就失去了价值。

——［英］罗素

----◦ 疫情链接

2月8日凌晨零时许，瑶海公安刑警三队接到轨道分局九联圩派出所移交，处理一起涉疫情妨害公务人员的案件。

经审查，李某于2月7日乘高铁从杭州返回合肥。当天21时左右，李某在大东门地铁站乘坐地铁2号线时未佩戴口罩。经地铁乘务人员和值班警务人员多次劝阻后，李某坚持不佩戴口罩。

轨道分局九联圩派出所辅警朱文祥见李某试图强行乘坐地铁，便及时制止。在制止过程中，李某不服从警务人员指挥，情绪激动，用拳接连击打辅警朱文祥，造成恶劣的社会影响。

目前，瑶海警方以涉嫌妨害公务对犯罪嫌疑人李某采取刑事强制措施，通知嫌疑人户籍地派出所，联系其户籍地社居委对其进行居家医学观察。（来源：《合肥晚报》）

‖‖ 心灵的宽慰 ‖‖

面对丑恶的行为，如果自己认为是无所谓的，就应当检查自己是否堕落了。譬如自己随地吐痰,认为那是一种习惯,那就是彻底的愚昧,就是彻底的自甘堕落。而在新冠肺炎疫情期间,也有如此的丧失良知、没有公德之人!

公共道德是每一个人都必须要遵守的。没有公德意识的人,为天下人所唾弃。自觉遵守公德,显示了一个人的道德素养。

一个人的美德的重要标志是要遵守公德。我们的美德不能停留在口头上,而要体现在行动上。譬如人人都要爱护公共财产,不随地吐痰,遵守公共秩序等,这是一个人起码的道德观念。一个人的美德,是融在自己身上的血液,是无法用金钱、权势、名誉等获取的。美德是别人用心中的"秤"来衡量一个人言行的一种道德"评语"。

遵守公德也是人生奉献的一个组成部分。如果自己给别人带去文明,带去幸福,带去光明,带去爱心,带去快乐……那么同样别人也会给自己带来这一切。奉献使一个人生活得更美好,给予比接受更为有福分。

自己甘于讲道德、讲奉献,说明自己是一个高尚的人;自己甘于向社会奉献,而不成为社会的负担,说明自己是一个有教养、有能力的人。讲道德、讲奉献乃是人生的真正意义。如果自己一生对社会做了许多有意义的事情,那么其本身就是对生活的享受,对自己生命的肯定;如果自己不讲道德,总是给社会增添麻烦,那么就是罪恶之人,也是对自己生命的否定。

一个人必须先自己讲道德,才能让别人信服。如果自己都做不到,那么怎么让别人相信你?不讲道德的后果,有可能是在犯罪。譬如一个人如果得了新冠肺炎,就必须尽早隔离和治疗,不能再去公共场合,否则会传染别人。如果这个人明知故犯,那么就不是不道德行为的性质了,而是在犯罪,要受到法律的严厉惩处。

愿人人都有遵守公共道德的意识,

自己一定要知道自己的责任,

以及自己应该承担的义务,

并且永远不要失去自己的良知。

心灵处方

自律，一定要自律。让自己养成随时都遵守公共道德的良好习惯，做到别人在与不在一个样。希望通过这场疫情的教训，能够彻底反思。通过这些反思，得到脱胎换骨的成长。

健康小贴士

居家使用消毒产品应注意什么？

1. 注意通风。在室内使用酒精等消毒产品时，需要保证良好通风，使用过的毛巾等布料清洁工具，在使用完后应用清水清洗后置于通风处晾干。

2. 正确使用。在使用酒精前，要清除使用地周边的易燃物，使用时不要靠近热源、避开明火；用酒精给电器表面消毒前，应先关闭电源，待电器冷却后再进行。在调配及使用含氯消毒剂时，必须佩戴橡胶手套，并且严禁与其他消毒或清洁产品混合使用，尤其严禁与酸性物质接触，尽量不要用于衣物的消毒，必须使用时浓度要低，浸泡的时间不宜过长。

3. 适量储存。酒精是易燃易挥发的液体，居民在家中用酒精消毒时，建议购买民用小包装的医用酒精，单瓶包装不宜超过 500 毫升，严禁在家中大量囤积酒精，以免留下安全隐患。其他类型消毒产品也要适量、分开储存。

4. 安全存放。消毒产品应储存于阴凉、通风处，远离火种、热源，避免阳光直射。酒精容器应首选玻璃或专用的塑料包装储存，并必须有可靠的密封，严禁使用无盖的容器。同时，尽量不要使用普通矿泉水瓶等非专用包装物盛放酒精。酒精每次取用后，必须立即将容器上盖封闭，特别要注意盖紧盖子，避免挥发。

人总是要有一种精神的

16.

充满着欢乐与战斗精神的人们，永远带着快乐，欢迎雷霆与阳光……

——［英］赫胥黎

疫情链接

全国2万余名医疗人员驰援湖北

针对湖北医疗资源紧缺的形势，按照党中央、国务院部署，全国各地各部门在短时间内，多批次调集医疗队员驰援。截至2月12日，国家卫健委共派出189支医疗队、21569名医护人员支援湖北省的医疗救治工作。

目前，全国已有29个省区市向湖北派出医疗队。其中，山东、江苏、浙江、广东等地派出的医疗队员超过1000人。截至11日，山东前后向湖北派出9批1385名医疗队员；截至13日，江苏已累计派出2492名。

针对湖北疫情防控医疗资源的具体缺口，各地派出的医疗队员除了急需的呼吸科、感染科、重症医学科人员外，还涵盖急诊科、心脏内科、神经内科、肾脏内科等多个科室。为了对医院感染进行有效预防与控制，多地派出的医疗队中包括专门的院感防控人员。在福建省11日派出的对口支援宜昌首批医疗队中，还有一支由相关专家组成的卫生防疫及心理干预分队。（来源：新华社）

▐▌▌ **心灵的宽慰** ▐▌▌

精神好，生活也好。精神不好，生活也无味。一个人所处的绝境，大多数不是自己生存的绝境，而是自己精神的绝境。美国著名心理学家马丁·加德纳认为："精神才是生命的真正脊梁，一旦从精神上摧垮一个人，那么生命也就变形了。"生活中有无数的例子证明了这一点。譬如许多人得了癌症，往往不是死于自己的疾病，而是死于自己精神的崩溃，其根源在于自己心理上的恐慌和绝望。

人生在世，总是要有一种精神来支撑自己，来安慰自己，来调节自己。如果一个人拥有"科学求实、拼搏奉献、自强不息"等精神，那么他就越崇高，越能感觉自己活得很充实，越能发现自己的人生很有意义，于是他的生命力也就愈发强大。

一个有崇高精神的人，就会有良好的心理素质，自己就能够始终拿得起、放得下，并且什么都会想得开。于是他就能朝气蓬勃，潇洒自如，不仅自己的生活质量很高，而且还拥有自己独立的人格。而一个没有任何精神支撑的人，只会整天萎靡不振。前怕狼后怕虎，时时去依赖别人，不仅生活质量很差，而且也活得窝囊乏味。生命和人生的高度和宽度，决定一个人的平庸与否。一个人有无精神，关键取决于其对人生的态度，对生命的负责程度。如果自己热爱人生，珍惜生命，那么就会有饱满的精神。

一般来说，虽然人的精神有很多种类，但关键的有三种，即爱国精神、热爱精神和奉献精神。孟子说："人有恒言，皆曰'天下国家'。天下之本在国，国之本在家。"爱国精神是国家繁荣富强的根本，也是中华民族兴旺发达的根本，更是战胜困难的有力武器。有了爱国精神，就有至高无上的责任感，就有团结一致的力量。只有国家强大了，国家安定了，人们才能安居乐业。所以在国家遭遇困难的时候，我们要舍弃小家，保大家、保国家，在 2003 年"非典"和这次新冠肺炎疫情中，有许许多多的人就是这么去做的。因此，我们的国家就一定能够战胜困难，并且让人民迅速地稳定下来，安心地生活。

心灵的力量，远比身体的力量强大，它不但能够使自己很好地生活，而且可以战胜任何困难的打击。因为身体的力量，只能满足于自己简单的生存，而心灵的力量却能彻底改变一个人的命运。一个人物质上的富裕，并不意味着真正的幸福；唯有精神上的富裕，才是真正的幸福，并且无比幸福。

愿大家都拥有崇高的精神，

不仅能感受日常生活的幸福，

而且能在疫情来临的时候，

有勇气去克服恐惧。

心灵处方

一个人的灵魂越高尚，那么其生命力越顽强；一个人的精神越丰富，那么其人生就越鲜活。当精神力量达到能够战胜任何困难和痛苦的时候，那么我们还会惧怕困难吗？！

能量加油站

歌曲《为了谁》武汉版

词：邹友开　曲：孟庆云　演唱：祖海

防护服裹满全身，

汗水湿透衣背。

我不知道你是谁，

我却知道你为了谁。

为了谁，

为了我们武汉，

为了家国齐安危。

满腔热血奔赴第一线，

望穿天涯知道战友苦和累。

你是谁？

为了谁？

我的战友，

你何时回？

你是谁？

为了谁？

我的武汉，

同胞不流泪。

谁最美？

谁最累？

白衣天使，

武汉同胞，

我的兄弟姐妹。

没有什么比生命更宝贵

17.

生命是最珍贵之物，死是最大的罪恶。

——［德］海涅

人人都慨叹生命的短暂和光阴的迅速，而大多数人却不知道用时间和生命去做什么。

——［法］霍尔巴赫

╌╌○ 疫情链接

中央赴湖北指导组：发起武汉保卫战、湖北保卫战全面总攻

2月14日，中共中央政治局委员、国务院副总理孙春兰率中央赴湖北指导组来到湖北省疫情防控指挥部，深入学习贯彻疫情发生以来习近平总书记系列重要指示批示精神，落实中央应对疫情工作领导小组各项决策，进一步部署打好武汉保卫战、湖北保卫战。

孙春兰指出，在党中央、国务院的坚强领导下，在全省干部群众的积极努力下，湖北省疫情防控发生了一些积极变化。但是，疫情形势仍然严峻。湖北、武汉是全国打赢疫情防控阻击战的决胜之地，武汉胜则湖北胜，湖北胜则全国胜。要深刻认识湖北、武汉疫情防控的极端重要性和紧迫性，勇往直前、义无反顾，切实增强责任感使命感，以更坚定的信心、更顽强的意志、更果断的措施，发起全面总攻。要坚定不移做到应收尽收，切实落实"四早"要求，

坚决控制源头、切断传播途径。坚持中西医结合，关口前移，关心关爱医务人员，加大轻症、重症患者救治力度。进一步发动全体党员干部，下沉到一线，做好依法防控、社区防控、群防群控，保障群众基本生活，维护社会安全稳定，坚决打赢疫情防控的人民战争、总体战、阻击战。（来源：央视新闻）

ⅠⅠⅠ 心灵的宽慰 ⅠⅠⅠ

世界上什么东西最为宝贵？那就是自己的生命！只有我们明白生命的真正意义，才会去珍惜自己的生命，也不会感到枉活此生，并且在任何危机来临的时候，才能够临危不惧，不放弃自己的生命。于是，在庄严的生命面前，就拥有活下去的勇气，自己就得到了生存的智慧。

有的人肤浅地认为："生命的意义就是满足于自己吃喝玩乐的生活。"这种人一旦自己的生命遭遇危险时，就会彻底感觉人生已经失去意义。于是，他们最容易产生绝望的念头。有的人则天真地认为："生命的意义就是能够随心所欲地实现自己的愿望，能够得到梦寐以求的掌声和鲜花。"这种人一旦自己的理想得不到实现，不说在疫情的考验面前，平时都有可能产生厌世心理，因为他们的心理是脆弱的。

有哲人说："生命的意义在于活得充实，而不在于活得长久。"泰国谚语十分生动地告诉我们："生命的价值在于使用生命。"正因为这种人早就懂得生命的价值，所以他们从来就没有浪费过时间，也从来就没有恐惧过死亡；正因为这种人活得很充实，所以他们的生命就很有光彩，而且对社会作出的贡献也大。

正因为生命是最为宝贵的，所以要保护好自己的生命。我有一个朋友，原来是一个晚期癌症病人，但是他并没有像其他癌症病人那样要死要活，而是乐观地配合医院的治疗，并且知道该做什么就做什么，后来奇迹般地康复了。出院时，医生看他恢复得很好，很高兴地表扬他："你的生命有一半是你自己抗争出来的。有不少人一听说自己是癌症，马上就失去了生存的勇气，于是再好的医药也拯救不了他的生命。所以，一个人自己保卫自己的生命才显得格外重要。"

只有珍惜生命的人，才不会虚度自己的一生。生命既是神奇的，又是神圣的，但是生命却是非常短暂的。生命不会因为你是英雄豪杰，而对你特别宽容；生命也不会因为你是平民百姓，而对你特别苛刻。生命对于每一个人都是一视同仁的，那就是每个人都只有一次生命的权利。有一点例外，那就是只有珍惜生命和善待生命的人，才能延长自己的生命，并且能使自己的生命散发出夺目的光彩。特别是当自己经历过灾难或者死亡的考验，更能体会一个人生命的可贵。一个无知地糟蹋自己生命的人，不会懂得敬畏生命的真正含义，更不会懂得人生的真谛。

愿大家都能认识到生命的真正意义，

在善待自己的同时也能够善待别人。

灾难吓不倒坚强的生命，

只会让生命变得更加强大。

心灵处方

要相信自己的生命力是非常旺盛的，自己有战胜疫情的勇气和力量。心灵的作用是强大的，会产生神奇的力量，自己越是这么想，就越会这样乐观，于是，就越能冲出疫情的陷阱。

健康小贴士

战"疫"时刻，食材加工烹饪过程中应注意什么？

1. 肉蛋禽和水产品等食物需彻底煮熟，剩菜剩饭再次食用前要彻底加热。

2. 做好的食物尽快食用，若不能及时食用，熟食在室温下存放时间不超过2小时。

3. 加工过程中应使用两套刀具、砧板、盛放容器等生熟分开，避免交叉污染。（来源：人民健康网）

过分紧张 有百害无一利 18.

钢是在烈火和急剧冷却里锻炼出来的，所以才能坚硬和什么也不怕，我们这一代也是这样在斗争中和严峻的考验中锻炼出来的，学会了不在生活面前屈服。

——［苏联］奥斯特洛夫斯基

疫情链接

专家把脉：疫期宅在家，如何不焦虑

解放军总医院第一医学中心医学心理科主任姜荣环告诉我们，一般人群在遇到重大疫情的时候，会出现各种各样的心理、生理，包括行为上的反应，很多人会有紧张、焦虑、恐惧、悲观的情绪。这种不良情绪如果不能得到很好的缓解，就会出现各种身体上的反应，比如睡眠不好，再加上休假期间生活作息不规律，可能还会表现出反应迟钝、注意力不集中、记忆力减退，身体方面可能会有头昏、头晕、心慌、胸闷、憋气的现象，以及消化不良、食欲不振等各种植物神经系统功能紊乱的症状。有的人可能还会有点咳嗽。这其实是一般人在遇到重大特殊事件时的正常反应，也叫作"正常人对特殊情境的正常反应"。

很多人因为认识不到这一点，在出现这些反应时，会过分担心，从而加重不良反应，陷入恶性循环。所以，我们首先要认识到，这种反应是特殊情况下的正常反应，随着时间的推移，随着疫情慢慢

地得到控制，也会慢慢地减弱和消退。

那么，宅在家里的朋友们，应该如何进行自我心理建设，避免陷入焦虑呢？

姜荣环告诉我们，首先要养成一个规律的生活作息习惯，保证良好的睡眠，因为睡眠不充足，生活不规律，就会导致整个身体状况变糟，情绪也容易紧张。看手机的时间要控制在一个小时之内，要给自己安排一些娱乐、休息、学习的时间，让自己的生活丰富起来，这也会从一定程度上缓解焦虑的情绪。

其次还可以通过一些现代化的通信技术设备，比如电话、短信、微信、视频跟亲朋好友进行交流，互相鼓励支持。

最后，还可以进行一些放松训练，比如通过呼吸放松、肌肉放松等方法，帮助自己消除情绪、症状，保持一个良好的身体状态和心理状态。（来源：《中国青年报》）

▶▶▶ 心灵的宽慰 ◀◀◀

灾难痛苦的日子也要过好，不能自己否定自己，或者自己恐吓自己。应该乐观起来，倒不是鼓励盲目的乐观，而是人生本来就应该有一种乐观的精神，不管什么灾难困苦都能够承受。

人生的痛苦和恐惧经常是不间断的，倘若自己总是处于紧张的状态，那么肯定烦恼不已。如果陷入痛苦和恐惧的境地，那么只有等到自己彻底想开了，认识到痛苦的危害，意识到恐惧的危险，才能完全走出痛苦和恐惧的沼泽地。因为每当一个人陷入痛苦和恐惧的深渊，别人的劝慰可能一时不会起到多大的作用，唯有自己真正地想通了、想开了，才能完完全全摆脱痛苦和恐惧。这时候冷静、科学知识或者其他的发泄方法，可能都是治疗痛苦和恐惧的良药。

对于人生的痛苦和恐惧，无论是困难引起的，还是其他因素引起的，自己偶尔发泄一下是必要的，但是自己无休止地陷入悲伤、忧郁之中，那对自己的伤害就太多、太深，对人生的成长和发展也是有害的。

我们必须明白，不管自己紧张不紧张，明天还要活下去。今天，痛苦和恐惧的事情已经发生，再忧伤与惊慌也是没有用的，关键是要化痛苦和恐惧为力量，更好地活出自我。譬如人死不能复活，这是大自然的规律，对于死者要悼念，但作为生者，通过对生命的反思，而更能深深地感悟人生的不易，从今以后自己不再为各种烦恼而困惑。所以说，痛苦也是一剂良药，并且时间能够冲淡痛苦。而恐惧是一种清醒剂，能使自己不去浪费生命。

很多时候，打倒自己的不一定是疫情本身，而是自己面对疫情时的心态。人生不可能没有挫折，也不可能一帆风顺。关键是如何从疫情中吸取教训，继续勇敢地前进，直达幸福的彼岸。

面对此次疫情，不同的人有不同的心态，不同的人有不同的应对方法。智慧的人清楚地知道，人生中遇到的每一次困难，都是让自己走向成熟的一个标志，而不是使自己失败绝望的一个烙印。这种积极的心态，会引导自己摆脱恐惧的阴影，从而使自己很快地走出心理的逆境。愚蠢的人糊涂地认为，人生的每一次困难，都是否定自己的一种证明。于是面对疫情会茫然不知所措，结果陷入绝望的境地。这种消极的心态，也会使自己永远无法摆脱病毒的阴影，除了痛苦的哭泣以外，没有任何的办法。

愿大家把紧张的心情化成一种力量，

引导自己不断地与疫情作斗争。

人世间的事情都不必紧张焦虑，

所有的一切都会随着时间的流逝而过去。

心灵处方

不要为突如其来的疫情而紧张和苦恼。紧张会使自己的心情焦灼、理智混乱，于是六神无主，结果病毒没有把自己打倒，紧张的心情却把自己彻底地打倒了。

健康小贴士

自我调节，保持身心健康

上海市精神卫生中心主任医师谢斌提出了7条自我调节做法：

1. 每天生活作息规律基本与疫情发生前一致；

2. 每天做两件可以集中专注力的事情，比如看书、追剧、玩游戏等；

3. 保持适当运动，每次最好不少于30分钟；

4. 每天接收与疫情相关的信息量不超过信息总量的40%；

5. 成年人每天睡眠时间不少于7个小时，儿童青少年需适量增加；

6. 如有明显心理不适时，不避讳求助专业人士，可向各地精神卫生中心线上咨询；

7. 学习一些简单的放松技巧。（来源：凤凰卫视资讯台）

怨天尤人
是没有用的 19.

不要为突如其来的不幸而苦恼，它不是与生俱来的东西，留也留不住。

——［古希腊］伊索

⌐----○ 疫情链接

2月10日，中央依法治国办、中央政法委、最高人民法院、最高人民检察院、公安部、司法部在京联合召开依法防控疫情新闻发布会，介绍"两高两部"制定实施《关于依法惩治妨害新型冠状病毒感染肺炎疫情防控违法犯罪的意见》的有关情况。

最高人民法院副院长杨万明介绍，《意见》提出了依法严惩妨害疫情防控违法犯罪的十大执法司法政策，并强调对于在疫情防控期间实施有关违法犯罪的，要作为从重情节予以考量，依法体现从严的政策要求，有力惩治震慑违法犯罪，维护法律权威，维护社会秩序，维护人民群众生命安全和身体健康。

《意见》指出，依法严惩抗拒疫情防控措施犯罪。对确诊病人、疑似病人拒绝执行疫情防控措施，故意传播新冠病毒，危害公共安全的，以危险方法危害公共安全罪定罪处罚。其他拒绝执行卫生防疫机构依照传染病防治法提出的防控措施，引起新冠病毒传播或有传播严重危险的，以妨害传染病防治罪定罪处罚。以暴力、威胁方法阻碍国家机关工作人员依法采取的防疫、检疫、强制隔离、隔离治疗等措施的，以妨害公务罪定罪处罚。暴力袭击正在依法执行职务的人民警察的，以妨害公务罪定罪，从重处罚。

《意见》明确，依法严惩暴力伤医犯罪。在疫情防控期间，故意伤害医务人员造成轻伤以上的严重后果，或者对医务人员实施撕扯防护装备、吐口水等行为，致使医务人员感染新冠病毒的，以故意伤害罪定罪处罚。随意殴打医务人员，情节恶劣的，以寻衅滋事罪定罪处罚。采取暴力或其他方法公然侮辱、恐吓医务人员的，以侮辱罪或者寻衅滋事罪定罪处罚。以不准离开工作场所等方式非法限制医务人员人身自由的，以非法拘禁罪定罪处罚。

此外，《意见》还指出，要依法严惩制假售假、哄抬物价、诈骗、聚众哄抢、造谣传谣、疫情防控失职渎职、贪污挪用、破坏交通设施、破坏野生动物资源、妨害疫情防控等各类违法犯罪行为。(来源:《人民日报》)

┃┃┃ 心灵的宽慰 ┃┃┃

埋怨是最大的心灵杀手。一个人内心痛苦，往往来源于自己无情地折磨自己，自己不断地否定自己，自己彻底地怀疑自己。

俗话说，天下本无事，庸人自扰之。如果天下真有事，庸人还扰之的话，那岂不是雪上加霜了吗？

不要遇到疫情悲伤哀叹，不要在太平日子糊涂过生活。无论是在平安的日子，还是在充满危险的时刻，自己都要有良好的心态，拥有乐观的心情，客观地去面对所发生的一切。不要不知平安的日子就是福，不要在困难面前只会哭泣和埋怨，不要自己折磨自己。本来疫情带来的伤害已经够严重，为什么还要再伤害自己的心灵，再伤害自己的身体，这不是极端愚蠢的做法吗？

自己越是痛苦地琢磨疫情的负面情况，越是不负责地指责疫情的成因，埋怨这个，抱怨那个，灵魂就越得不到安宁，自己的情绪就会越发恶化。

如果自己不是积极地在疫情中自救和帮助别人，只顾埋怨社会，埋怨他人，埋怨环境，那么自己只会越加痛苦。愚蠢地相信谣言，片面地理解社会，怀疑别人的诚意，并且对很多问题容易钻牛角尖，那么会让人生的不幸占据自己的心灵。自己一两句的怨恨是可以理解的，但是始终把怨天尤人作为抗击疫情的一种方法，那是不可取的。千万不要怨天尤人，这是一条忠告。疫情并不可怕，可怕的是自己的消极态度。假如我们改变了自己面对疫情的态度，那么我们就能够泰然处之。

愿埋怨不再成为心灵的负荷，

让乐观和宽容带来快乐。

即使疫情是可怕的，

我们也要沉着应对。

心灵处方

埋怨不是抗击疫情的妙方，却是侵蚀心灵的毒汁。疫情既然已经发生了，这是残酷的事实，再去埋怨不但愚蠢，而且也无用，关键是怎样把损失降到最低。

健康小贴士

战"疫"时刻，食材采购和储存应注意什么？

1. 要到正规的菜市场、超市等采购食材，并做好个人防护。不购买、不食用野生动物等"野味"，不自行宰杀活畜禽，不烹饪来源不明的畜禽肉及其制品。

2. 易腐烂的果蔬应现吃现买。为了减少外出，可适量储备耐储存的冷冻肉类制品、根茎类蔬菜等。

3. 按照各种食材适宜的保存条件贮存，不吃超过保质期的食物。

4. 食材选择注意荤素搭配、粗细搭配，蛋奶兼并，多吃新鲜水果蔬菜，均衡营养有助于提升免疫力和抵抗力，减少基础疾病。（来源：人民健康网）

鼓励使人充满无限的力量

20.

人在身处逆境时，适应环境的能力实在惊人。人有着惊人的潜力，只要立志发挥它，就一定能渡过难关。

——［美］戴尔·卡耐基

疫情链接

94 岁高龄的李爷爷和 84 岁的黄奶奶是一对夫妻，因儿子感染新冠肺炎从武汉回家，造成老两口疑似感染。两人都在西安市胸科医院肺结核二科进行治疗。护士长付康说："住院以来，老两口相濡以沫，互相陪伴，我们这些医护人员看在眼里很暖心。"2 月 8 日上午，黄奶奶因为病情突然加重转至唐都医院重症科，走时她牵挂地对老伴说："我不想走，我想陪着你……"在护士的安慰下，黄奶奶才依依不舍地上了 120 救护车。黄奶奶转院后，李爷爷出现呼吸衰竭，科室全力抢救。医生鼓励他："您一定要配合我们的治疗，情况好点之后就可以和黄奶奶视频通话了。"老人这才安下心对黄奶奶说：加油看病，看好回家！（来源：腾讯网）

心灵的宽慰

人生时时处处都需要各种各样的鼓励。我们不仅需要危难时的鼓励，还需要平时的鼓励。鼓励是神奇的良药。

　　我们一定不记得我们自己儿时学走步的时候，我们的父母是怎么对我们说的了。可是，当我们的孩子学走第一步的时候，我们一定是对他说："嗨！宝贝，你真勇敢！"于是我们的孩子便勇敢地迈出了他人生的第一步。

　　随着孩子的不断成长，我们经常忽略了鼓励对他的重要性。对于他的错误，或者不叫错误，只能说是过错，要么指责，要么挖苦，使孩子往往惊慌失色，终究成为一个在困难面前的弱者，如不及时加以更正，长大成人后就有可能是一个懦夫，往往一事无成。

　　我表弟现在是一家大医院出色的医生。他告诉我，每次上手术台工作的时候，都仿佛有一双鼓励和信任的眼睛望着他，使他能够果断地做好每一个手术。这就是他第一个实习医院院长的双眼。他回忆说，他刚刚毕业时，到一家不大的区级医院实习。一天深夜，来了一位胃穿孔患者急须做手术。这样的大手术对于一个区级医院来说，只能由院长来做。当时值班的他只好将院长请到了手术室。可是院长来了以后，居然要求他来做。当时表弟没有一点思想准备，惶恐地望着院长，院长微笑着告诉他说："我看过你的其他小手术，很好！这个你也行，我会看着你做的。"3个多小时的手术，院长一句话也没说，只是用一双信任的眼睛默默地关注着他的每一个动作，直至手术结束。我表弟每当提起这件事都感慨地说，是院长给了我一生拿刀的勇气，否则我就不会这么有出息。

　　鼓励是一种双方信任的表现，既是鼓励他人的行为，也是考验自己能力的行为。如果老师没有勇气教好孩子，又怎么可能让孩子学好呢？如果院长不是对自己的能力有信心，又怎么可能放手不成熟的学生，在一个患者身上"大动干戈"呢？

　　鼓励他人的时候，有时也需要一个鼓励的技巧，那就是要稍退一步，让对方感觉到自己能力的强大，以增添他人冲锋陷阵的勇气。比如妻子鼓励丈夫做好某项事业，也许仅仅是微不足道的事情，妻子也最好告诉丈夫："这个我怎么不会，你怎么那么伟大？"当然，这种夫妻之间的鼓励，往往含有许多情爱的成分，但也不能不称其为夫妻和睦相处之道。

鼓励就像一支兴奋剂，既不难买也不昂贵，每个人都有。希望你能在别人需要的时候，尤其是在灾难来临的时候，毫不吝啬地给予他人。

愿鼓励充满人间，

让大家都变得坚强。

愿鼓励成为一座桥梁，

使大家都懂得关爱。

心灵处方	鼓励是人生最美好的一种东西，它可以给人无穷的力量，使懦弱者变得勇敢，使坚强者变得更坚强。

能量加油站

歌曲《最美》

词：张俊品 曲：石焱 演唱：刘和刚

曾经问过多少回

人生究竟谁最美

美中流过多少泪

才收获了幸福的滋味

勤劳善良的你最美

胸怀宽广的你最美

流淌汗水的你最美

救死扶伤的你最美

你是人间最美的最美

你是花中最迷人的花蕊

多少次流出感动的泪

在我心里你是最美 最美

曾经问过多少回

人生究竟谁最美

美中流过多少泪

才收获了幸福的滋味

穿着军装的你最美

为百姓分忧的你最美

顶天立地的你最美

为国争光的你最美

你是人间最美的最美

你是花中最迷人的花蕊

多少次流出感动的泪

在我心里你是最美 最美

你是人间最美的最美

你是花中最迷人的花蕊

多少次流出感动的泪

在我心里你是最美 最美

你是最美 最美

面对灾难
要学会感恩 _21._

只有人类在由衷的感谢下生出的报效之心，才是地球上最美好的东西。

—— [日] 武者小路实笃

疫情链接

逆行的抗"疫"天使

1月以来，新冠肺炎疫情一直牵动着14亿中国人的心。有这样一群人主动请缨站在战"疫"的最前线，他们在祖国的一声召唤之下，放弃与家人的团圆，远离父母妻儿，投入到新冠肺炎疫情的战争中。他们是人们口中的白衣天使，他们是14亿中国人生命安全的卫士。

党旗下的一线医生：他们始终夜以继日、迎难而上，无一人退缩。很多医护人员已经几天几夜没有合眼了，依然坚守在抗击疫魔最前线。他们不忘初心，牢记使命，以"大爱忠诚、大医精诚"的责任担当，守护百姓健康。

"90后"疾控医生的坚守：重庆市黔江区疾病预防控制中心检验科在防控新型冠状病毒感染的肺炎疫情工作中，负责辖区内疑似病例冠状病毒标本的核酸检测。黔江与湖北交界，检测任务重。科室有3名"90后"医生，殷全琨28岁，2016年参加工作，张洪为26岁，2017年参加工作，钟璐29岁，2011年参加工作。三人中，只有殷全琨是男生。疫情发生后，他们和科室的另外6名医生放弃春节假，吃住在岗位上，24 小时坚守，即使是深更半夜，只要标本送到就立即检测，为及早发现疫情提供依据。"关键时刻，'90 后'应该挺身而出，必须承担守护家国的责任。我们相信只要众志成城、齐心协力，疫情会很快被战胜，渡过难关。"面对疫情，三位医生说。

只为轻装上阵剪掉长发：一位抽调到前线的护士这样说，"虽然很喜欢自己的长发，但我觉得作为一名医务工作者，现在正是需要我们的时候，该冲锋陷阵的时候就要毫不犹豫，轻装上阵才能更好地与疫情作斗争。"

送最亲的人上前线：妈妈、爸爸、丈夫、妻子、朋友，你们即将驰援武汉，我们用拥抱亲吻给你们鼓劲，你们都是"最棒的医护人员！"（来源：《人民日报》）

▐▌▌ 心灵的宽慰 ▐▌▌

感恩节是地道的美国人的节日。也许是由于近年来出国的人越来越多，也就逐渐在国内的某些地方兴起。我们中国人不一定非要记得感恩节是哪一天，或非要在那一天做出感恩的各类举动，但是，我们古老的东方文明史中始终有着这样一句名言：滴水之恩，当涌泉相报。

不论信仰是否相同，感恩这种情感应该始终存在于我们每个人的心间。尤其是在困难之中的援助之手，是我们一生一世的感念。当新冠肺炎疫情突降，这样的感恩情结越积越浓。医护人员视党和人民的利益高于一切，视疫情如敌情，视病房如战场，视患者如亲人的高尚情操，以踏实工作、救死扶伤的职业道德，救回了无数患者的生命。有的人为此还献出了宝贵的生命。人民、患者记着他们，历史记着他们，所有经历过这场疫情的人们都会记得他们。他们是抵御这场疫情的勇士，是我们民族勇于抗击疫情的楷模！

人世间有很多情感可以赞扬和回味，而感恩情结就像一根链条，你不经意间帮助别人，就会得到回报。这不仅在人类之间，在自然界的动植物身上也比比皆是。听到这样一个故事：有一对爷孙牧人，以放羊为生。一日，羊群出现一只灰色的大狼。孙子大叫："爷爷，狼来了，快开枪！"爷爷解释说，眼下是夏季，正是狼哺育后代的季节，很可能附近有狼窝。果然，在一块大石头后茂盛的草丛中，发现了一个狼洞。孙子愤愤地说："凶狠的狼，你也有今天，我非绝了你的后代不可！"爷爷背枪来到了洞口，对孙子说，它们是刚刚生的狼崽，还没见过天日呢，把它们弄死，太可怜了，饶了它们吧。孙子怏怏不快，时时提起狼吃羊的旧事。爷爷说："念今天老狼并没有伤害我们的羊群，我们就不要对不起它的儿女们吧。"是日深夜，野兽袭击了羊群，爷孙俩拼力反击，但仍抵不过凶猛野兽的袭击。借着微弱的星光，爷爷看到一只老虎模样的野兽腾空而起，瞬间将他摁倒在地，在这个千钧一发之际，黑暗中传来了几声狼吼，随即，一群狼扑向那只野兽。经过一番鏖战，天悄悄亮了，当爷爷从地上站起来的时候，两只血迹斑斑的狼倒在爷爷的脚下，其中一只灰色的就是那只母狼。爷孙俩恍然大悟：救他们命的原来就是他们曾放生过的公狼和母狼。孙子感叹："爷爷，它们是在向我们报恩呢！"危难之中的恩情重于山，这样的恩情刻骨铭心，永生难忘。饮水思源，知恩图报，是我们中华民族的美德，也愿这美德在抗击新冠肺炎疫情中，能够把每一分收获的援助，凝结成众多的感恩情结，世代吟咏。

愿人们时时心存感激之情，

有善心的人会有好的报应。

感恩的声音越多，心灵就会美好。

生命就会美，社会就会和谐。

> **心灵处方**　最诚挚的感恩能够消除心灵的恐慌，能够使人产生激情，还能够激发勇气。于是，我们在深深的感恩中，彻底明白生命的真谛和人生的真正意义。感恩让人们崇高起来。

能 量 加 油 站

中药情书《爱的宣言》

当生姜失去麻黄
才懂得什么叫作彷徨
当佩兰失去藿香
才知道什么叫作神伤
当我离别了你
才深切体会到什么叫作断肠
谢谢你，是你
一直在启悟我
什么是大黄的豪爽
什么是桑叶的清凉
什么是人参的无私
什么是附子的坚强
一直以来
你像山海棠给我春天的芬芳
像薄荷送我夏日的清凉
像怀菊给我秋季的慰藉
像冰片送我冬天的舒爽
你是我受伤时的三七
是我失意时的远志
是我烦闷时的栀子
是我迷茫时的苏合香
只有在没有你的时候我才懂得
什么叫夏月麻黄
想起你的时候我才知道

什么叫调和诸方
梦到你的时候才发觉
什么是平补三焦
遇到你的时候才明白
什么是救逆回阳
你曾告诉我，人生就应该像熟地
在九蒸九晒中得到升华
人生应该像青黛
在氤氲中营造希望
人生就应该像阿胶
在炽热煎熬中得到凝练
人生更应该像石膏
在烈火焚烧中追逐辉煌
啊，我亲爱的
一直以来在我们的相处中
从没有过什么十九畏
也不存在什么十八反
有的只是相使、相须
我希望我们一起分担风寒暑湿热
我们一起体验酸苦甘辛咸
我们一起追逐寒热平温凉
我相信我们的情谊
定会在人生的升降浮沉中天麻地

面对灾难
要学会宽容 22.

> 虽然整个社会都建立在互不相让的基础上，可是良好的关系却是建立在宽容相谅的基础上的。
>
> ——［爱尔兰］萧伯纳

---○ 疫情链接

哀悼李文亮，更要亡羊补牢！

此前，武汉市政府、国家卫健委等先后公开表态，对李文亮的去世深表哀悼和惋惜。

武汉疫情爆发后，作为一名医生，李文亮毫不犹豫地加入救治新型冠状病毒肺炎病人的医疗队伍并因此被感染。可惜出师未捷身先死，这位可敬的医生最终还是离开了我们。作为一名医生，在疫情防控的紧急时刻，李文亮忠实地扮演了救护者的职业角色，尽管面对的是一个强大未知的敌人，他还是冲了上去，直到倒下。他对得起"医者仁心"这四个字。

作为一名社会公民，在关键时刻，他敢于直言、发出预警，用行动呵护了医德医风。尽管一度被误解、受委屈，但他用自己的良知与道德，为自己的生命旅程写下了一个大写的"人"字。

李文亮医生的遭遇也暴露了一些地方在治理体系和能力建设，特别是在重大突发事件应急管理中存在的明显短板和问题，值得我们深刻反思。此刻，我们哀悼和纪念李文亮医生，不只是要感谢他的善良、英勇与牺牲，更要从此事件中吸取教训，亡羊补牢，不能讳疾忌医、重复教训。

当务之急是要众志成城、全力以赴抗击疫情，用夺取防控阻击战的胜利告慰李文亮。同时，我们要按照中央的决定，全面调查事件的前因后果。该处理的严肃处理，该问责的严肃问责。我们相信，国家监委调查组一定会全面彻查，让问题水落石出。

亡羊补牢，犹未为晚。此次疫情的教训太深了！逝者已去，一路走好。我们还要继续战斗，我们相信，抗击疫情胜利的捷报，是对这位抱薪者和所有在疫病中倒下的生命最好的告慰！（来源：央视网）

ⅢⅠ 心灵的宽慰 ⅠⅢ

宽容不仅是确保自己健康的良药，而且也是疗伤驱烦的良药。

一般来说，人们多在生命处于危难考验的时刻，才会思考一些人生的问题。于是，也会认识到宽容的重要性。有理解，往往就有宽容。理解与宽容就像是人生之旅的开路机，如果自己使用得越多，那么生活的道路就越宽广。

有一个故事曾经让我们深思，感到宽容力量的强大，现在再来重温，更感觉内心的颤抖。

1976年唐山大地震后幸存的4个人组成了这样一个特殊的家庭：赵姓的爷爷、孙儿，宋姓的父亲、儿子，老少三代，并且全部都是男性。对于他们的组合，有很多人不能理解，因为知道内情的人都说他们本来是仇人，但是他们通过灾难的考验以后，选择了艰难却又快乐地活着。

原来，在大地震之前，两家主人公赵师傅和宋师傅均为一家工厂的工人，且为邻里。1974年，两家妻子为一桩事争执不下，赵师傅脾气暴躁，上前帮妻子出气，一把推倒了宋师傅的妻子。赶巧宋妻的头部，不偏不倚撞在了一块虽然不大但却十分锋利的石头上，没等送到医院就已死亡。宋师傅愤怒地将赵师傅告上法庭。结果赵师傅被判了 20 年有期徒刑,留下孤独的妻子照顾孩子和老人。于是,宋赵两家从此绝交,两个孩子虽在同一所学校,也从不交往。两年后的大地震,赵师傅的妻子不幸被倒塌的房屋压死,老人也被砸伤。就在赵师傅痛苦万分的时候,万万没有想到的是,他收到了宋师傅托狱警捎来的一张字条,上面写着:"你好好改造,儿子和大爷先在我那儿,条件虽然差一点,但是暂时有个着落。"赵师傅手捧信件热泪盈眶,顿时他感觉到了宽容的伟大力量,他的内心被彻底地震撼了。

宋师傅用他微薄的收入,供养两个还处于成长时期的孩子和一个行动不便的老人,多次拒绝好心人给他另觅妻子的好意。他的条件只有一个,如果有接受他的人,也必须接受他现在的情况。为了消除儿子对那爷俩的仇恨,宋师傅不知做了多少耐心的工作。现在,赵师傅因为勤奋改造早已出狱,两个孩子也均已长大成人并成为莫逆之交。

有人问过宋师傅:"你就不恨赵师傅吗,为什么还要帮助他的亲人?"宋师傅回答:"恨!我开始时特别恨他,想杀了他的心都有。可是他的孩子和老人没罪。看着两个都没了娘的孩子孤苦可怜的样子,我就想:当时两个女人要是都能学会相互理解,能够相互宽容一些,那么就不可能有这样的悲剧了!另外,这样的怨恨再也不能一代一代地传下去,否则说不定还会有什么厄运产生呢?人世间的恩怨情仇只有两个字可将其融化,那就是宽容。"

退一步海阔天空。我们心平气和地想一想,在人与人的交往中,常常可能出现或者被误解或者吃亏等看似不公平的待遇,如果自己明智地选择了宽容,那么就给了自己和他人共同的和睦天地。

俗话说得好,宰相肚里能撑船。拥有宽容,就是拥有一种广阔的胸怀。一个有着精神支撑的人,无论遇到什么样的事,都能够从容对待,坦然处之,表现出一个高尚之人的高贵品质。宽容是一面镜子,胸怀宽广的人崇高伟大,心胸狭窄的人卑微渺小。拥有宽容之心的人,其内心的世界像是蔚蓝的天空,像是鸟语花香的花园,更像是一片浩瀚的海洋。让我们不断地反省自己吧。

愿宽容成为大家的养生之道，

让宽容化解人们心中的怨恨。

与宝贵的生命相比较，

个人的恩怨算得了什么呢？！

健康小贴士

学说 13 句暖心话

疫情当前，隔绝的是空间，而不是心灵。无论是那些确诊病人、疑似病人、密切接触者，还是不得不身居在家的普通人，我们都需要彼此之间的心理支持。当你想要帮助家人、他人的时候，说什么话更合适呢？美国 MSN 网站公布的"13 句暖心的话"，你不妨试试：

1. 你需要一个拥抱，或是一个可以说话的人吗？

2. 无论任何情况下，只要你准备好说话时，我都会在你身边。

3. 我今天给你做午饭，做你最喜欢吃的。

4. 我为你的遭遇感到抱歉，你想要和我聊聊吗？

5. 我不知道该说什么，但我可以保证我是个很好的倾听者。

6. 我的肩膀在这里，你尽管大哭大叫，说任何你想说的话，我就在旁边听着。

7. 我想和你打个视频电话，什么时间合适？

8. 不管事情有多糟糕，我都会在这里，请告诉我你需要什么。

9. 我们一起来玩游戏、看电影、聊聊天吧。

10. 我不知道你现在是什么感觉，但我真的很在乎你的感受。

11. 今天有什么可以帮到你的吗？

12. 累了的时候，就休息一会吧。

13. 你并不孤独，我在乎你。（来源：《生命时报》）

面对灾难要坦然地微笑 23.

要使整个人生都过得舒适、愉快，这是不可能的，因为人类必须具备一种能应付逆境的态度。

——［法］卢梭

疫情链接

女篮两连胜后大喊"武汉加油！中国加油！"

2月8日，2020年东京奥运会女篮资格赛第三阶段小组赛中，中国女篮以64：62险胜西班牙女篮，取得小组两连胜的同时，锁定奥运会参赛资格。赛后，中国女篮为武汉加油、为祖国加油的呐喊声响彻赛场。

赛前，中国队心理教练黄菁说过一段话："当需要一个人站出来时，那叫勇敢；当一个团队挺身而出时，那叫担当；当一个国家身处逆境呼唤一种精神时，那就是使命、就是信念、就是一往无前！今天不仅仅是一场比赛，这是一场跨越时空的能量传递！"

赛后，中国女篮主教练许利民表示："在这种逆境中取得成功，是因为我们有一种坚定的信念和决心，全国人民需要这样坚定的信念去战胜和克服疫情！"

中国女篮队员邵婷说："希望我们能感染更多人，有这样的精神去战胜一切困难，没有困难能打倒我们中国人！"（来源：央视新闻）

ⅢⅠ **心灵的宽慰** ⅠⅢ

微笑是什么？它不是翻滚的热浪，也不是火山般的烈焰。它只是静水的涟漪，流动着安静的美丽；是静默的语言，指示着无言的瑰丽；是酷暑的微风、寒冬的暖意；微笑的点滴，沁人心脾，是危难时期的四两拨千斤！

在记录一线医护人员抗击新冠肺炎的诸多镜头里，给我们印象最深的是那段可视电话的采访，尽管不是很清晰，但是白衣天使那被帽子和口罩遮去了许多光彩的眼睛依旧炯炯有神。记者问道："听说一位病愈的患者说，他看不到你的表情，你始终上翘着微笑的眼角，让他明白您是在对他微笑，这微笑给了他战胜病魔的无比信心。"于是我们记录了如下几个镜头，厚重的隔离服让白衣天使的步履显得这般笨重，却又是那样的坚定和迅速。

这样的时刻，我们对白衣天使无比崇敬。在这个最特殊的时刻，微笑就是他们送给病人的一份最好的礼物。试想，病毒已经在折磨患者的身体，恐惧更是在侵蚀着患者的灵魂，这内外的捆绑使他们无力挣脱内心的痛苦，如果再看到天使们冷漠的面孔，这更会让他们感到灰心丧气，那么，他们的痊愈将是一个痛苦而又漫长的过程。是白衣天使们把微笑带到了病床前，使患者们看到了希望，感到援助之手是那么的有力。不论怎样，这微笑的疗效超过了任何一种药物，这微笑，是种无言的鼓励。

也许你生活中有过太多的笑脸，从你在襁褓中来自妈妈慈爱的笑，在青春年少时来自老师关爱的笑……在抗击新冠肺炎的疫情中，这些笑脸都没有你躺在病床上从那白衣天使的口罩后透露出来的一丝微笑来得珍贵，她让你惶恐的内心找到了安慰，让你在黑暗中看到了生命的光明，她唤起你战胜病魔的坚强斗志！因此，这微笑成为你一生中最深刻的记忆。

和平年代的白衣天使在选择这个职业的时候，不一定考虑得那么全面，也未必想到这突如其来的杀手会降临。我们许许多多的人，是否想到在这样的危险来临的时候，白衣天使不仅要使用各种各样的医疗措施，还要面对患者的种种恐惧心理，并需要努力去安慰他们。在疫情面前，他们可能几小时没有脱下这厚厚的隔离服了，可能十几天没有回家了，他们是儿子（女儿）、是父亲（母亲）、是爱人。他们清楚，当他们作为医生，行使治病救人职责的时候，他们必须舍去此时作为家庭主人的责任。他们的双手长时间被消毒药水浸泡，不能如常地把可口的饭菜端到家人的面前，也不能与家人围坐在桌前一起聊生活的琐碎以及享受团聚的欢乐。

此时被感染的病人，既是不幸的，又是幸运的，他们的不幸自不必说，他们的幸运是收到了人世间最宝贵的微笑。这微笑带着信任、勇气和温暖，换回了人们久违的感动。

天使的微笑，是患者的福音；患者精神的舒畅，是医生与患者共同抗击病魔的魔杖。这微笑带给患者难忘的美好记忆。我们相信，走出病房的患者会更加热爱生命，也会用更多微笑去"传染"给每一个热爱生命的人，以鼓励我们都用微笑来面对新冠肺炎疫情。

愿大家真诚的笑脸，

能够撑起欢乐的天地。

愿大家祥和的微笑，

能够化解人间的苦难。

心灵处方

微笑是一种信心的表现，是一种美德的标志，更是一种力量的象征。只有用微笑去感染别人的人，才是最崇高的。笑总比哭好，我们在灾难前面，绝对不能窝囊地哭泣！

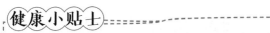

宅在家，多和亲友聊聊天

疫情期间，不少人一直宅在家，闲着没事就怀疑自己有了新冠肺炎的症状，比如心慌、气短、嗜睡。可一旦开始看电视剧、玩游戏，症状就消失了。但如果有的人开始出现吃不下、睡不着、刷手机更新消息到停不下来、放下手机就有点焦虑等现象，那就要注意了，可能出现了焦虑忧郁的征兆。在此提醒公众，宅在家里也要调整好心态：

1. 不要自我怀疑、胡思乱想。打了个喷嚏、喉咙不适就开始怀疑自己感染上了新型冠状病毒，这只会徒增担忧和恐惧。戴好口罩，注意保暖，自我保护，没必要过度担忧。

2. 少看负面报道，接收权威信息。可以通过电视新闻节目有限度地了解疫情变化，心就不会慌了。看负面报道要有度，不要信谣传谣。

3. 规律作息，吃好每一顿饭。每天给自己制订食谱，确保营养均衡，保障好体力和精力，免疫力才能有效发挥。

4. 多与朋友家人交流。可以一起视频聊天，玩玩游戏、唠唠家常。通过微信、电话向远方的亲友、同学、同事以及一线的医护工作者表达问候与感谢。

5. 每天做一件不一样的事。可以在家做一些平时想做又没有时间做的事情，例如做一顿饭、冲一杯茶、刷一部电影、追一个剧、听一首歌、读一本书、翻下旧照、写篇日记等。

6. 每天运动一下身体。活动一下筋骨，打打太极、练练瑜伽、在客厅做做平板支撑、靠墙深蹲、俯卧撑运动。（来源：《广州日报》）

精神不惊慌
吃药消毒不跟风

有胆气的人是不惊慌的人，有勇气的人是考虑到危险而不退缩的人；在危险中仍然保持他的勇气的人是勇敢的，轻率的人则是莽撞的，他敢于去冒险是因为他不知道危险。

——［德］康德

⌐----○ **疫情链接**

经中央军委主席习近平批准 军队抽组医疗力量
承担武汉火神山医院医疗救治任务

经中央军委主席习近平批准，军队抽组1400名医护人员于2月3日起承担武汉火神山新型冠状病毒感染肺炎专科医院医疗救治任务。该医院主要救治确诊患者，编设床位1000张，开设重症监护病区、重症病区、普通病区，设置感染控制、检验、特诊、放射诊断等辅助科室。

此次抽组的医疗力量来自全军不同的医疗单位，其中，联勤保障部队所属医院抽组950人，先期抵达的陆军军医大学、海军军医大学、空军军医大学450人纳入统一编组。此外，从解放军疾病预防控制中心、军事科学院军事医学研究院抽组15名专家组成联合专家组，现地指导医院疫情防控工作。

据了解，医护人员中有不少人曾参加小汤山医院抗击"非典"

任务以及援助塞拉利昂、利比里亚抗击埃博拉疫情任务，具有丰富的传染病救治经验。（来源：新华社）

▎▎▎ 心灵的宽慰 ▎▎▎

疫情爆发之后，每天都有铺天盖地的资讯，电视上不间断地播放着有关疫情发展的新闻，人们全都待在家中，无事可做的同时，难免会滋生出紧张、焦虑的情绪。尤其是在互联网上，各种各样的声音纷至沓来，难辨真假，很多人无法辨别，只会陷入一种消极、恐慌的心态之中。

我在网上看到，有一位男士曾经去武汉出差，回家之后，便一直担心自己感染上了病毒，每天要测量很多次体温。一次在泡脚之后，发现体温上升，直接情绪失控，崩溃大哭。后来经过观察，身体根本没有问题。像这样的事例，还能找到很多很多。这就是典型的内心过度恐慌——在被病毒击倒之前，首先被恐慌击倒了。

可能大多数人没有上面的例子那么夸张，但是心中的恐慌或多或少都会存在的。那么，我们应该如何应对自己内心的恐慌情绪呢？

首先，要了解真实权威的信息，不要轻信虚假谣传的信息。疫情发生之后，互联网、朋友圈里流传着各种"内部消息""偏方秘方"，后来经过辟谣，全都是虚假信息。但是在这些消息传播的过程中，确实引起了很多人的害怕和担心。因此，我们应该学会辨别，不要轻信传言，多从权威渠道了解资讯，这样才能获取真实的信息。

第二，要相信科学、相信医学，新冠病毒完全可以战胜。疫情爆发以来，全国各地的专家学者、医务工作者日夜奋战在一线，为抗击疫情进行了艰苦的奋斗。通过他们的努力我们可以看到，新冠病毒并没有想象中那么可怕，不断有越来越多的患者治愈出院，同时各种新型药物正在紧张研制之中。因此，我们需要坚定信心，相信科学，所谓可怕的病毒并不是妖魔鬼怪，而是完全可以战胜的。

第三，要保持乐观的心态。无论我们面对什么样的困难或者疾病，良好的心态都是最好的武器。面对还在不断蔓延的疫情，我们绝不能被当前的紧张形势所吓倒，而是要将心态端正，将眼光放远，看到积极向上的一面。哪怕有人不幸被病毒感染，也不要惊慌失措，而要相信医生，相信科学，因为目前的治愈率正在不断提高，只要保持积极乐观的心态，治愈出院只是时间问题。

面对病毒和疫情，必要的谨慎和防护是需要的，但不需要过度紧张，更不需要过度反应。一定要相信，恐惧和病毒会随着这个冬天一起离去，万物复苏的春天正在向我们走来。

愿镇定的心药就是灵丹妙药，

让每一个人都吃上一丸。

愿科学的信念就是降妖宝剑，

让每一个人都拥有一把。

心灵处方

是药三分毒，不可盲目吃。要相信科学，相信医学，同时也要保持乐观的精神状态，不要过度紧张，不要盲目跟风。只要我们保持谨慎的态度，保持乐观的心态，无论病毒多么可怕，都是最终可以战胜的。

健康小贴士

新冠肺炎三种传播方式

直接传播：是指患者喷嚏、咳嗽、说话的飞沫，呼出的气体，近距离直接吸入导致的感染；

气溶胶传播：是指飞沫混合在空气中，形成气溶胶，吸入后导致感染。在第六版的诊疗方案中，已经明确"气溶胶传播"是传播方式之一，并有限定条件；

接触传播：是指飞沫沉积在物品表面，接触污染手后，再接触口腔、鼻腔、眼睛等黏膜，导致感染。

"闲"时可以做些忙时不能做的事情 25.

人生天地之间，若白驹之过隙，忽然而已。

——（战国）庄子

没有人不爱惜他的生命，但很少人珍视他的时间。

——梁实秋

◦ 疫情链接

中国医疗界"四大天团"武汉会师，网友：王炸

2月7日，山东大学齐鲁医院和四川大学华西医院的两支医疗援助队在武汉天河机场巧遇，双方隔空加油，相互鼓励，这段视频感动了无数网友。他乡遇故知，这声"加油"来历不小。抗战时期两家医学院曾联合办学办医，这一次，他们将共同接管武汉大学人民医院东院区。7日当天，北京协和医院、中南大学湘雅医院支援武汉的医疗队也相继抵达！因而有网友喊出，"北协和、南湘雅、东齐鲁、西华西，中国医疗界最顶尖的'王炸'带上各省份的天团会师武汉！定能战胜疫情、平安凯旋！"

除了四大天团，全国各地的医院都派出了支援队伍，最能打的中国医疗界精锐部队持续增援武汉。国家卫健委7日晚召开新闻发布会介绍，目前，武汉医护人员支援力量已达到11000多人，其中包括有3000多名医护人员都是重症专业的医生和护士，同时还有全国最强的、水平最高的重症救治的专家团队。（来源:《长江日报》）

·‖‖· 心灵的宽慰 ·‖‖·

越是空闲的时光，自己越不能让它白白浪费。常常听到有人抱怨没有时间，并把许多不能做或者做不好的事，一股脑儿地归结为"没有时间"这个罪人。疫情给我们安排了难得的空闲，在这段隔离的时光里，应该可以做许多原本没有时间做的事情，可是许多人无所事事，在房间里踱来踱去，除了愤怒、郁闷、生气和恐惧以外，不知道做什么才好，于是最终让本来不常有的空闲又成了一段空白，而且是一种让自己闷得发慌的空白，或者是过一种与家人相互吵架的负能量生活。在这里，我们不妨听听专家的建议，有的认为，"在突然得来的空闲中，自己不妨闭门读书。"他觉得空闲之时好读书，不要去理会那些让人恐慌的东西，一心沉浸在读书之中。很多人总是感叹没有时间读书，可当你真正有时间的时候，却不知道自己应该做什么。这不是一种悲哀吗？其实，我们要做的事情有很多。譬如我喜欢梁晓声的小说，平时工作忙碌，没有时间去阅读他的长篇小说，这次利用疫情期间认真详细地拜读了他的《人世间》一书，收获很大。

疫情既然"安排"了大量的空闲时间，那我们应该做点什么呢？应该为自己的生命增添一点什么呢？

闲来读一本好书，实属一大乐事，既养心又娱乐，正所谓："书中自有黄金屋，书中自有颜如玉。"倘若能将书中的知识变成个人智慧，又将是一大收获。

童年时读书，因书的新奇趣味百翻不厌；青少年读书，迫于老师或家长压力，虽有些反感，但又有强烈的求知欲望；反而到了中年，因为生活和职场竞争的压力，自己的读书时间倒少了，常读的或许仅仅是与工作相关的，而那些人生哲理、心灵启迪等种种好书，却被丢弃在一旁。长此以往，心灵越发荒芜起来，生活就会显得枯燥乏味。

我们以为，这段空闲时间的到来，就是给了我们读书的时间。比如我们对病毒的疑惑，可以去翻一翻有关"人类疾病灾难史""人与医学"等书籍，以解除对未知事物的恐惧。不能出门，我们可以读很多作家的作品，譬如余秋雨先生的《文化苦旅》《行者无疆》，能够随文化人"旅游"，他"走"哪儿，我们"走"哪儿。不仅可以了解国内外的名山大川、风土人情，还能懂得不少文化历史知识，真可谓一举两得，其中之乐趣，超过了任何一次走马观花般的旅游。

要做的事情还有很多。因为不是假日的空闲，所以免不了对工作有所牵挂。于是，自己可以利用空闲时光，好好总结一下。受新冠肺炎疫情的限制，又回不了工作岗位，可以翻开自己几年的工作札记来仔细地阅读。发现有值得借鉴的，也有现在看来是失误的。每年一度的总结，常常是把功劳抬高，失误则大事化小、小事化了，难得有一个公正的评价。静下心来回味：如果不敢直面错误，那样的话错误后面还将是错误，不及时更正，就会造成恶性循环。因此，在泛黄的札记后面，补上一页崭新的工作心得，带上这份收获，等待重返工作岗位的日子。

另外，还可以改善一下伙食，慰劳慰劳自己和家人。脑筋空闲了，肚子可空闲不得。离开了工作食堂，在自家的小厨房里，常常为不知道吃什么发愁。经这次疫情一折腾，健康合理的膳食又重摆案头。平时不会做的、来不及做的，按照书上的提示，舞铲操勺，竟实验了几个新鲜的菜肴。随着微波炉发出的滋滋响声，一个香喷喷的蛋糕制成了……

要做的事情实在是太多，空闲的时光自己感觉没有白白度过。于是从书房到厨房，我们空闲的日子写满了忙碌和愉快。

愿自己能更加珍惜时间，

无论是在恐惧的日子里，

还是在阳光灿烂的日子里，

时间本来就是最为宝贵的。

心灵处方

　　在烦忧的、空闲的日子里，更要用书籍、音乐、运动等东西充实自己的灵魂，别让灵魂到处游荡。自己必须要找事做，或学习，或娱乐，这样身心才能踏实，烦恼才会减轻。

健康小贴士

战"疫"时刻怎么吃才安心？

　　春节储备的余粮吃得差不多了？如果你居住的城市隔离政策又尚未解除，那么，出门买菜便是一项技术活。如何买得精准、买得营养，我们怎么吃才安心？

　　合理膳食，可以根据个人特点，饮食要荤素搭配，谷豆混吃，蛋奶兼并，果蔬充足，少吃肥肉、烟熏和腌制肉制品，少吃高盐和油炸食品。足量饮水，促进机体的新陈代谢，增强机体的免疫力和抵抗力，减少基础疾病。

　　南京医科大学教授汪之顼表示，受食物供应时效性影响最突出的首先是新鲜绿叶蔬菜、水果，其次是新鲜鱼虾肉类、新鲜乳品，可通过相应措施加以弥补。在居住区域受到管制、外出受限的情况下，大家可以利用有限的外出采购时机，优先购买和储存鱼虾、肉类、蛋类、蔬菜、奶类、豆类、坚果类、水果、油和盐。

　　具体来说，选购鱼虾和肉类时，优先考虑冷冻的瘦猪肉、牛肉或羊肉等红肉，以及冷冻的虾仁、海鱼等。不建议过多选购烟熏、腊制类鱼、肉制品。

　　采购蔬菜时，可以优先选择耐储存的根茎类蔬菜如洋葱、绿色萝卜、胡萝卜、莴笋，保存期长的大白菜、包心菜、青椒、南瓜、冬瓜等，以及可以长期保存的干的菌藻类如木耳、香菇、紫菜、海带、裙带菜。（来源：人民健康网）

心安才有良好的睡眠 26.

抵制情感的冲动，而不是屈服于它，人才有可能得到心灵上的安宁。

——〔德〕托马斯

▌▐ 心灵的宽慰 ▐▌

平时，我们就常常怕睡不着觉，睡不着觉的后果就是烦躁、忧虑与身心疲惫，我们就想方设法地去补觉，但是带着睡不着的心理重负，结果是更加没有睡意。在疫情来临之时，因为忧虑就会失眠，而失眠则更会导致忧虑的加重。

有一个朋友给我讲了他的故事：

前年，一向开朗健康的父亲，被医院诊断为肝炎。患病初期，由于时间较短，医院查不出究竟是哪一种肝炎病毒，但是当时父亲的转氨酶已经超出了常人的20倍。父亲面色如黄纸，没有一点血色。入院的第三天，主治医师就下了病危通知单。我们姐弟三人被这突如其来的不幸吓得惊恐万分。更要命的是，我们全家被医生通知要全部到医院检查（由于父亲是急性肝炎，传染率很高）。当时，我们姐弟三人，加上大小三个孩子，全部都因假期而住在父母的家里。我们担忧父亲的同时，也担心孩子的安危。

在等待肝炎病菌的化验结果期间，我没有一天是安安稳稳睡着的，整天被忧虑和失眠所困扰。一旦躺下，我就担心：父亲真的会走吗？假如父亲去了，母亲怎么办？在他们近40年的婚姻中，两个人从来没有分开过。母亲一生的命运都系在父亲身上，她会不会因为父亲的离去而失去对生活的信心？孩子们怎么办？据说得了这种病需要很长的治疗时间，以及昂贵的医疗费用，治疗对他们来说不仅是痛苦的，而且还要耽搁他们的学业……种种不安反复折磨着我，使我有说不出的痛苦。

一个星期以后，我们一家被告知，所有的人（除了父亲）都安然无恙。我开始意识到，我的忧虑无济于事，于是我开始努力排除烦恼和痛苦，争取有一个好睡眠，以保证自己有足够的精力去照顾病重的父亲。谁知这样的效果并不明显，我越是想睡的时候，越是睡意全无。而当需要我做事的时候，我却困顿不已。几天后，我就开始胃痛，没有任何食欲，整个人疲惫不堪，脸上不知添了多少细密的皱纹。

一个月后，父亲转危为安，一家人如释重负，虽经虚惊一场，倒也兴奋异常。唯有我暗自神伤，因为直至父亲病愈出院，我的睡眠仍然没有调整好。不知吃了多少安神健脑之类的药品，也不见好转。一夜不眠，起身翻书，美国教育学家戴尔·卡耐基的一篇《如何抗拒忧虑》的文章，犹如一剂良药，令我豁然开朗，从此安然入眠。

几年来，我一直记着卡耐基的这句名言："人们无法驱逐屋里的黑暗，然而，只要让光亮进来，黑暗便自然消失了。"从那以后不论遇到什么样的不幸，遵循卡耐基睡眠法则，始终保持良好的睡眠状态。

愿大家都拥有一个良好的心态，

在危难的时候也能坦然入睡，

有时候着急也是没有用的，

还不如心念一转，再想办法。

心灵处方

勇敢地接受疫情到来的事实，积极想办法去战胜它。对已经发生的事情，哭泣是没有用的。既然天要下雨，就泰然地让它下吧，想要阻止它不下雨是困难的，也是徒劳的，还不如自己心平气和地寻找躲雨的办法。

健康小贴士

疫情面前，救助人员的心理自我调整方法（上）

作为救助人员，在自己直接面对危险的同时还要帮助他人，关注自己的身心健康状况很重要，因为照顾好自己才能给他人最好的帮助。考虑一下怎样可以最好地管理自身压力，下面是一些有助于管理压力的建议：

1. 尽量规律作息。尽量抽时间吃饭、休息和放松，哪怕是很短的时间；尽量保持合理的工作时间，不至于太精疲力尽，因为我们还要继续跟疫情战斗。

2. 客观评价自己。每天花一点时间认可自己的付出和取得的进展，也接受不尽如人意的方面，承认自己的局限。

3. 主动交流沟通。主动与同事交流，说说你的不安和担心，也了解他们的情况，找到互相帮助的方式。

4. 减少烟酒咖啡。减少酒精、咖啡因或尼古丁的摄入量。

5. 寻找过去经验。想想以往有效帮助过你的应对办法，保持坚强。（来源：北京安定医院）

困难的日子 也要努力过好 *27.*

历经沧桑的人是不会轻易气馁的。

——［英］约翰逊

既不要乐观，也不要悲观，要把不懈努力使事情变得更美好作为唯一指南。

——［西］伊巴涅斯

疫情链接

火神山医院收治患者突破 900 人
医院：尽最大努力收治患者

截至 2 月 11 日 22 时 30 分，从武汉市定点收治医院转诊而来的确诊患者，陆续抵达火神山医院，患者收治总数达到 925 人。医院领导表示，将尽最大努力收治患者。

为了加快收治速度，他们坚持边建设、边收治，确保多个病区同时高效收治患者。同时，医院加大了重症患者的收治力度，除两个重症医学科收治外，普通科室也开始适量收治病情较重的患者，并对每一名患者实施个体化诊治，配合开展营养治疗、心理疏导和康复训练三位一体的综合治疗模式。目前，重症患者状况基本稳定，部分急危重患者状况有所好转。

曾参与多起重大医学救援任务的火神山医院重症医学科一科主任张西京，从事重症医学 24 年，在多脏器功能衰竭、急性呼吸窘迫综合征等领域积累了丰富的一线救治经验。他告诉记者，医院将根据上级要求，克服困难，创造条件，实现应收尽收。同时，军队支援湖北医疗队全体队员将守好每一道救治关口，严密防控，科学施治，让新冠肺炎患者在这里得到科学有效的治疗。（来源:《解放军报》)

▌▌▌ 心灵的宽慰 ▌▌▌

人的一生，不可能天天都是阳光灿烂的，开开心心的，许多时候是有狂风暴雨的。我们想要幸福地生活，必须明白这个简单的哲学道理。幸福的源头，最重要的是精神的健康。每个人需要健康地活着，特别是心理的健康，就得正确处理好与自己、与他人，乃至与世界的各种关系，我们能认识什么样的世界，就取决于我们自身的认识能力。世间的一切都是变化无常的，我们不是想干什么就能干什么。我们不仅要"理解"疫情爆发的无常，还要把这个道理拿到困难现实中去检验，看看哪样东西不是无常的。当你通过自己的观察，发现事物的确是无常的，就能发自内心地"接受"这个观念。因为观念会影响心态，心态会造就生命品质，这是由此及彼的。

"非典"时期，有乐观的人对SARS有新的解释，认为SARS就是"Smile And Retain"，意即微笑永驻。这是一种乐观的心态，尽管有时候我们的生命不可能承受这么大的困难，但是我们需要微笑，尤其是在艰苦的日子里。那么，现在面对新冠肺炎疫情，我们又是怎么认识呢？是积极微笑地对待，还是痛苦无奈地对待？

《读者》曾刊发一篇《把苦日子过甜》的文章，读后让人很有启发。"在美国的西雅图，有一个很特殊的鱼市场，在那里买鱼简直是一种享受。过去，这个鱼市场也是没有生气的，大家只有整天抱怨。后来大家意识到与其整天抱怨沉重的工作，不如改变工作的态度。于是，他们不再抱怨生活的本身，而是把卖鱼当作是一种艺术。"同样的道理，我们无论怎样抱怨疫情，都只会让我们活得更痛苦，还不如把这次疫情作为对自己人生的一种考验。

快乐和痛苦是对等的。人的一生不可能总是过甜日子，我们还得学会如何过苦日子。不会过苦日子的人，根本不可能过上甜日子。别把时间浪费在对疫情的恐惧上，别把精神浪费在对疫情的叹息之中，我们不可能把苦日子去掉，而光过甜日子。

困难总是要来的，这是人生和生命的一个组成部分。为什么我们会在困难来临的时候，产生惊慌、不安和痛苦的心情呢？这是因为我们没有树立正确的忧患意识，而是无知地认为人生就是过甜日子的天堂，习惯了报喜不报忧的生活方式，缺乏过苦日子的心理准备。归根结底，我们生活在自己欺骗自己的幻觉中。平时没有忧患意识，没有危机防范意识，等到疫情来临之时，往往就惊慌失色。

困境来了，我们必须鼓起勇气，镇定地面对它。尽管困难在一定程度上是无法抗拒的，并且会有一定的破坏力，但是它却能够塑造人们的精神世界，使大家更加地团结，更加地坚强。

愿我们用智慧、勇敢和乐观，

来清除自己心灵的"杂草"。

在愉快地欢度甜日子的时候，

千万不要忘记还有苦日子要过。

心灵处方	淡定从容，看阳光风雨，天天乐观开心。人生犹如大自然的一年四季，无论自己走到哪里，都会感受到严酷的冬天，难熬的夏日。问题不在于怎样去躲避，而在于怎样拥有安全度过困苦时光的办法。

健康小贴士

疫情面前，救助人员的心理自我调整方法（下）

自我调整的小技巧：

呼吸：把注意力放在呼吸上，深深地吸气，慢慢地呼气，做几次深长的腹式呼吸。深呼吸可以降低压力、改善情绪、提升注意力。

感觉：当你发现自己焦虑不安时，也可以借助感官帮助自己恢复平静。如感受身体跟地面和椅子接触的感觉，手里拿着物品的感觉，倾听周围的各种声音，说出眼前看到的各种物品等。

活动：伸展一下身体，走动走动；如果可能，洗洗手、搓搓脸，喝点水，吃点食物，哼唱一首喜欢的歌曲等。

帮助：想想你所获得的帮助，怀着感恩的心默默地感谢这些人；也可以给你觉得可能有需要的朋友、家人打个电话，给他们以支持和帮助。

除此之外，可以继续用你以往有效的方式调整自我，如听音乐、冥想、正念练习、放松练习、运动等。（来源：北京安定医院）

疫情让我们懂得怎样去生活 28.

生活中既有阳光，又有阴影。

——［美］朗费罗

生活，就是知道自己的价值、自己所能做到的与自己所应该做到的。生活，就是理智。

——［法］雨果

疫情链接

多国驻华使馆开展暖心接力：武汉加油　中国加油

连日来，多国驻华使馆纷纷表达对中国抗击新型冠状病毒疫情的坚定支持，为与疫情奋战的中国人民打气、加油。

"中国的困难就是我们的困难。"2月11日，韩国驻华使馆的官方微博上，贴出两张大使馆墙外挂横幅的照片。

"中国的困难就是我们的困难，中国加油！"看来韩国使馆官员的汉语真是不错，言简意赅，该表达的情谊都在里边了。

2月10日，加拿大驻华使馆的官方微博发出驻华大使鲍达民的手写信件，表示"武汉加油"！

同时，加拿大驻华使馆也不忘向微博网友报告自己的援助成绩：自2020年2月4日，加拿大已为中国提供包含口罩、护目镜、医用手套、医用防护服等在内的约16吨紧急援助物资。

日本驻华使馆则在"山川异域　风月同天"的话题下连发好几

条微博，还转发了日本女孩穿旗袍为抗疫募集资金的新闻。

俄罗斯驻华使馆依然是一副高冷范，不过做的事可不算冷。11日，俄罗斯驻华使馆的官方微博表示："俄罗斯紧急情况部于2月9日派专机将俄罗斯的人道主义援助物资送达武汉，总重量超过23吨。"

法德两国驻华使馆这次选择出奇地一致，都由大使出镜，给中国加油。

瑞典驻华使馆的置顶微博是知名球星伊布用瑞典语为武汉加油的视频。

2月5日，英国驻华大使吴百纳用中文写下"武汉加油"，并祝愿大家平安。

外国友人理解新型冠状病毒是人类共同的敌人，这些举动因此也受到中国网友的称赞：谢谢，同舟共济。（来源：中国日报网）

心灵的宽慰

"洗手、洗手、洗手！"这是最普通、最简单，也是最惯常的行为。在疫情期间，出现的频率竟是如此高，大到广播电视宣传，小到妻儿老小的提醒，如雷贯耳，络绎不绝。这就给我们提出了一个问题：难道，我们习以为常的生活方式有问题吗？疫情是恐怖的，被感染更是不幸的。倘若我们在疫情之后，仍然没有得到教训，那就真的太遗憾了，真的太可悲了。

我们或许不止一次思考过生命的价值、生活的意义，却常常忽略了什么样的生活方式才更有利于我们的身体健康。

普通的日子里，我们往往为过上更好的日子而不辞辛劳地奔波。自己起居不定时，吃食不定量，逢"必要场合"还要烟酒相加，一派"大将"风度。殊不知，人的健康恰恰在这"追求"当中损失无数。据一份健康杂志调查，有70%以上白领处于亚健康状态。恰恰是这"亚健康"状态的群体，在疫情中发病率偏高。在这类人群中，大部分人都应该是单位的栋梁，家庭的顶梁柱。追求事业成功的种种压力，加上肩负的家庭责任，经常使这些人把有规律的生活抛置脑后。城市中流行过这样一句戏言，"50岁前拿命换钱，50岁后拿钱买命"，这正是不健康生活方式的人的真实写照。前一句的"拿命换钱"尚且能够做到，这后一句"拿钱买命"，又怎能让人信服呢？我们在憎恶疫情的同时，是否也看到了我们的不足，给病毒提供可乘之机了呢？

疫情降临之时，我们的预防，除了洗手、戴口罩，做得最多的就是通风和消毒。通风虽然简单，我们每天都做到了吗？也许，忙碌的早晨，你的被子没有叠，早饭没来得及吃，更不用说打开你的窗户了。长此以往，不知有多少病毒藏匿于你的身边，何时向你伸出它的魔掌。平常我们养成定期消毒的习惯。有的家庭，甚至不曾使用过任何一种消毒液。大难临头了，只好临时抱佛脚。俗话说，习惯成自然。在我们的生活中，如果自己有意识地使用正确的消毒方法，养成良好的生活习惯，那么对"入侵者"就能够做到有备而来，就不会在疫情来临时显得措手不及。

目前，虽然还没有一种行之有效的药物来对付新型冠状病毒，但是，我们完全能够依靠提高个人免疫力来抵抗它。个人免疫力虽有先天的因素，但是后天重视也是相当重要的。靠吃药、打针或者大量增加营养品来提高免疫力，那是外部因素，起不了决定作用。只有靠保持积极健康的生活习惯，养成良好的饮食起居习惯，每天坚持体育锻炼，调动身体内部的免疫细胞，才能够抵御病魔的侵入。生活是一门艺术，要懂得取舍和调整，需要我们用心经营，这样愉悦的生活就会悄悄地到来。学会生活，才能享受生活。

愿大家都能科学地生活，

让病魔永远地离开人们。

好的心态和好的生活习惯，

是我们幸福人生的保护神。

心灵处方

习惯成自然，自然引导人生。如果自己没有意识到目前的生活习惯是好还是坏，那么就有可能给自己的人生带来麻烦，这比病毒还要可怕。因为疫情是一时的，但坏习惯是伴随一生的。因此，必须克服不良的坏习惯。

健康小贴士

疫情期间，有氧运动养心肺

1. 跑步机。如果家里有跑步机，可采用持续强度方式，将跑速控制在 7 公里 / 小时，跑 0.5—1 小时，或采用高低强度间歇方式，如 7 公里 / 小时（高强度）和 5 公里 / 小时（低强度）进行三分钟交替跑，跑 0.5—1 小时。若家里没有跑步机，可慢跑穿梭于每个房间，空间充足的话还可进行折返跑，持续 15 分钟左右。

2. 房间内散步。在家中每个房间来回走动，根据房间大小可使步行速度由慢到快，持续 15—30 分钟。若想到外面散步，就在小区内或周围走 15—20 分钟，并戴上口罩。

3. 爬楼梯。可在居住单元里进行爬楼梯练习，从住的那层往下或往上走一两层，然后再返回，来回 3—5 次，每次休息 10 秒或等呼吸平复后再继续。爬楼也最好佩戴口罩，但时间不宜过久，控制在 15—20 分钟左右，因为口罩会阻碍呼吸，影响锻炼效果。

4. 跳绳。住在一楼的朋友，如果空间允许，可进行跳绳运动，每天做 5 组，每组 20 次。住在高层的朋友进行跳绳运动时，应在脚下垫上体操垫，以防对楼下邻居造成影响。若没有相关道具，可在阳台原地踏步 15—20 分钟。

这类运动可有效提高心肺功能，增强四肢力量和血液循环，消耗掉人体中多余的热量。（来源:《生命时报》）

提高自身免疫力是抗病毒的关键

29.

> 我宁肯生就一副强壮的脊背，去承受沉重的负担，也不愿生一副羸弱的肩膀去负载生活的行囊。

> ——［美］埃·哈伯德

疫情链接

问：新型冠状病毒主要的传播途径是什么？

解答：在目前，新型冠状病毒主要的传播途径还是呼吸道飞沫传播和接触传播，气溶胶和粪口等传播途径尚待进一步明确。通过流行病学调查显示，病例多可以追踪到与确诊的病例有过近距离密切接触的情况。

问：空气中是否有新型冠状病毒？还能开窗通风吗？

解答：新型冠状病毒可通过呼吸道飞沫传播。而飞沫传播距离很短，不会在空气中长期漂浮。从这个角度讲，在日常通风环境下，空气中一般不会有新型冠状病毒。所以，建议每天至少两次开窗通风，是降低感染风险的有效措施，但是提醒大家，注意保暖。

问：按照现在的防护手段比如戴口罩，能否有效防止气溶胶传播？

解答：新冠肺炎目前还是主要通过飞沫传播和接触传播的疾病，在某些特殊条件下才可能发生气溶胶传播，例如进行临床气管插管等专业医疗操作时。如果是在常规临床护理、一般的工作生活条件

下，采取正确佩戴口罩的飞沫传播防护措施，是足以满足保护普通公众，而不被感染的。（来源：国家卫健委）

‖‖ 心灵的宽慰 ‖‖

有报道："专家认为，面对这种突如其来的疫情，许多人都会出现心理上的不适甚至恐慌，但这种恐慌过了度——没完没了地洗手，直到把手洗破仍不甘休；不敢出门，不敢与人交谈；听到有人咳嗽就心惊肉跳；疯狂购药，乱吃一气；心神不宁，暴躁焦虑，彻夜难眠；全身紧张，导致真的出现低烧……于是'病毒恐惧症'就出现了。"

许多专家忠告："过多的心理不适，以及没有必要的心理恐慌，会使人处于非理性状态，在这种坏心情下，一个人难免会做出丧失理智的事情，这不仅会降低身体的免疫力，而且还会影响原本正常的生活和工作。因此，不恐惧是非常重要的。"

因为目前还没有特效药能够控制病毒，所以人们在自危的时候，特别祈祷自己的身体要处于健康的状态，最关心的就是自己的身体免疫力如何，以及怎样提高免疫力。医学专家认为："免疫力是人体本身具备的一种对外界刺激应激的反应。功能完善的免疫系统就好像一个天然屏障，会对入侵人体的疾病有很好的抵抗作用。"从防治病毒的已有成果来看，凡是自身免疫力强的人，受病毒感染的概率就低。从病毒感染者的统计数字来看，若是自己身体的免疫能力较强，就能够抵抗最危险的"死亡期"，从而使自己摆脱病魔的缠绕。

如何提高自己的身体免疫力，许多专家提出了很好的建议。在《找回免疫链上缺失的珍珠》一文中，向大家介绍了多种提高身体免疫力的方法，排列如下——

一、充分休息。俗话说"磨刀不误砍柴工"，休息恰是磨刀，纵然你有一千个充足的理由压缩休息时间，最终的结果却是一个——让身体透支，这无疑是愚蠢的。

二、保持心情轻松愉快。常言道：笑一笑，十年少。保持轻松的心态，经常开怀大笑的人免疫细胞会很活跃。每天看看喜剧片、听听相声、读读漫画书都是娱乐的好方式。

三、均衡营养，补充营养素。每人每天要摄入适量的蛋白质、维生素及微量元素，才能满足身体所需，达到营养均衡。要杜绝挑食和饮食过量的习惯，以免营养不良或营养过剩。减肥人士现阶段应特别注意，不要因为控制饮食造成体内营养缺失。

四、积极运动。经常进行一些适度运动，每周不少于 4 天，每次 30 分钟的体育锻炼对增强免疫力非常有帮助。无论男女老少，运动有益健康是永恒的真理。只不过应该注意，这里提倡的是适度的运动，以运动后不感到特别疲劳为宜。

五、远离烟酒。酒精会抑制制造抗体的细胞，并使摄入体内的维生素不能被吸收；香烟会使肺部受损，对呼吸系统的伤害很大。

六、自我心理调控。培养自信乐观的心态，减轻压力，不过于焦虑，经常幻想一些快乐的事情，树立与人为善的处世态度，都可使免疫细胞活跃、数量增多，减少抑制荷尔蒙的分泌，促进免疫链的修复。

朋友，你看了以上专家的建议，心里有什么想法呢？是否结合自己的实际情况马上就去行动呢？

愿大家都意识到免疫力的重要性，

在日常的生活中能够注意强身健体。

愿大家身心健康，

心安才能身安，才有自己的好身体。

心灵处方　　平和心态，平衡饮食，适当运动。没有好身体，难有好心情；没有好心情，更没有健康的保证。增加自身的免疫力，是抗击疫情的重要手段，也是确保自己幸福的前提。

健康小贴士

复工防疫守则

通勤路上

· 乘坐公共交通时与他人保持距离
· 全程佩戴口罩
· 尽量不摸车内设施
· 错峰出行
· 首选单独出行

办公室内

· 与他人保持 1 米以上距离
· 开会和交谈时尽量戴口罩
· 将线下会议改为网络会议
· 重视物品的消毒
· 进楼前接受体温检测
· 准备带盖的水杯或矿泉水
· 爬楼梯代替乘电梯
· 开窗通风勤洗手

食堂内

· 饭前洗手
· 拒绝聚餐
· 可带饭到公司吃
· 外卖尽量无接触拿取
· 单人单桌或隔座而坐
· 不要相互分享食物

卫生间内

· 排队时保持 1 米以上的距离
· 盖上马桶盖再冲水
· 认真洗手

（来源：丁香医生）

泰然应对
无常的人生
30.

在漫长的人生旅途中，有时要苦苦撑持暗无天日的境遇；有时却风光绝顶，无人能比。

——［日］松下幸之助

疫情链接

面对疫情如何调整心态？这里有份"心理处方"

连日来，全国各地民众都时刻关注疫情的进展，这给大家带来了一定程度上的焦虑与恐慌，甚至有可能影响正常的生活和工作。我们该如何调整好心态，积极有效应对呢？

下面，我们着重介绍如何做好突发疫情时的心理调适与防护。

面对疫情，人们有可能会出现以下几种负面情绪：

1. 漠视，不相信事实；

2. 恐惧，过度紧张害怕；

3. 愤怒，影响人际关系；

4. 由不良情绪导致的行为异常。

那么，我们应该如何应对这些负面情绪，有效调适心理健康水平呢？

1. 了解认识疫情性质和流行情况；

2. 接纳恐惧、焦虑等应激情绪；

3. 进行自我暗示、树立坚定信念；

4.多交流、获得心理支持；

5.建立积极的应对方式；

6.寻求专业的心理援助。（来源：央视网）

▷▷▶ 心灵的宽慰 ◀◁◁

尽管人生是无常的，但是我们的心情却是可以自我控制的。法国大文豪雨果说："地球上最广阔的是海洋，比海洋更广阔的是天空，比天空更广阔的是人的胸怀。拥有了美好的心灵，你就真的拥有了浩瀚的宇宙。"我们控制了自己的心情，还怕无常的人生吗？

虽然人生有灾难，有痛苦，有烦恼，有矛盾，有坎坷，有困难，但是只要我们心存希望，"不以物喜，不以己悲"，那么我们就一定能够战胜各种各样的困难。相信许多人都看过美国小说家欧·亨利创作的《最后的藤叶》，在新冠肺炎疫情来临的时候，如果能重新阅读这篇文章，就会增添无穷的力量。

《最后的藤叶》讲述了一个令人感叹不已的故事。病重的女艺术家，面对自己的疾病非常绝望，她已经对无常的人生不抱任何希望，准备尽快结束自己的生命，可是后来她想想又于心不甘，于是把自己垂危的生命系在病房窗口外面围墙的最后一片藤叶上，看其是否凋零。要是凋零了，那么自己就死定了。如果不调零，说明自己就有生存下来的可能。女艺术家的心思被另一个一生也未创作出重大作品的老艺术家知道了，为了救她的生命，他在风雨之夜爬上墙头画了一片藤叶。女艺术家看到生机勃勃的藤叶，逐渐地恢复了生的意志，结果她得救了。但是，老艺术家却因为雨夜受凉而染病死去。后来女艺术家知道事情的真相，悲痛不已。

明天生活会是什么样的，谁都无法预测。但是，有一点，我们绝对是可以把握的，那就是我们可以坦然地应对莫测的未来，泰然地处理已经到来的麻烦和困难。

如果我们不绝望，如果我们的心理很健康，如果我们有坚强的信念，那么我们根本不用去考虑无用的东西。何必去忧虑，何必去紧张，何必去恐惧……

有许多人尽管已经遭遇了无常的人生，但是他们能够正确面对，最终战胜厄运。譬如有一位著名的体育运动员，在一次体育比赛中，因为意外失手，摔成了重伤，导致颈椎神经完全受损，几乎全身瘫痪。本来他们前途是美好的，可是现在却只能躺在病床上，与病魔作斗争。面对残酷的人生，他并没有绝望，更没有因此百般抱怨命运的不幸，而是坚信自己总有一天会再站起来，于是配合医生，积极治疗。他不但保持乐观的心态，并且还顽强地在病榻、轮椅上练写字，另外学英文，进行肢体功能锻炼等，从来不自暴自弃。有一句话特别令人感动："尽管我也有过情绪不佳的时候，但当我睡了一觉醒来，快乐和黎明又都同时到来。"

那么，朋友，面对人生的无常，你又将如何应对呢？

愿我们把握好自己的心情，

不管打击有多么沉重，

我们都要坦然地去承受，

因为悲伤是绝对没有用的。

> **心灵处方**
>
> 有人说得很精辟："你无法不让鸟儿飞过你的头顶，但是你可以不让鸟儿在你的头上筑巢。"人生在世，困难时有发生，可是我们不能被自我哀伤的心情彻底征服。

能 量 加 油 站

歌曲《你有多美》

词：宋青松　曲：王备

那夜病魔袭来，
你忘记了安危，
在最险要的关头，
是你把我夺回。
今天阳光明媚，
外面轻风在吹，
我从噩梦中醒来，
与你默默面对。
我知道那一阵阵厮杀，
把你拼得伤痕累累；

我知道那一天天救护，
让你累得身心憔悴。
我不知你的防护衣下，
身躯可被病毒包围；
我不知你的口罩后面，
脸上是否藏着泪水。
让我们用心灵去欣赏，
让我们用生命体会，
让我们想一想、看一看，
你有多美？你有多美！

经过苦难的考验
让自己变得更强大

31.

历经沧桑的人是不会轻易气馁的。

——［英］约翰逊

震骇一时的牺牲，不如深沉的韧性的战斗。

——鲁迅

疫情链接

新冠肺炎有粪口传播的可能性

新型冠状病毒感染的肺炎是否会粪口传播？中国疾病预防控制中心研究员冯录召在2月8日召开的国务院联防联控机制新闻发布会上表示，国家卫健委近期组织专家研究，在部分省份报告的确诊病例的粪便标本中检测到病毒核酸阳性，提示新冠肺炎有粪口传播的可能性，但现在还不能确定能不能通过进食被病毒污染的食物或水而引起感染或传播。他们将加强研究，明确粪口传播的风险。

冯录召解释，所谓粪口传播，指的是患者的粪便污染了食品、水，病毒借此进入人体消化道而感染他人。粪口传播在传染病里面并不少见，比如手足口病、霍乱都是粪口传播的传染病。据他介绍，当前疫情防控工作已充分考虑了粪口传播途径的风险，国家卫健委2月6日印发的《新型冠状病毒肺炎防控方案（第四版）》中已经对实验室的检测、密切接触者的管理、特定人群的防护和特定场所的消毒提出了相应的措施和要求。（来源：《光明日报》）

▪▪▪ **心灵的宽慰** ▪▪▪

苦难有的时候会变成一个人成长的导师。虽然在我们降临人世的时候，所有的亲人都会为我们祈祷平安，愿我们一生没有坎坷，不经历痛苦和灾难。但是没有苦难跟随，我们也终究品尝不到人生的真正甘甜。

苦难的境遇常常像一根刺，虽扎在人的心上，却能激发人的斗志，唤醒人内心深处的潜能，乃至奋发向上直至取得成功。

一个经历坎坷的人，非但不会为环境所迫，反而会愈挫愈勇，以坚强的意志获得更大的幸福和快乐。拿破仑年轻时遭遇窘境、绝望的生活，但后来他足智多谋、镇定勇敢，最终成为法兰西第一帝国的创立者、统帅、皇帝；英国前首相丘吉尔大学入学考试时三次落榜，却成了举世闻名的大政治家；音乐家贝多芬两耳失聪、穷困潦倒，却创造出不朽的音乐篇章；塞万提斯也是在监狱里写出世界名著《堂·吉诃德》……这样的例子数不胜数。

历史上的伟人历经苦难，成就伟大事业的故事，仿佛离我们很远，或许只是我们生活中崇拜的偶像。现实生活中的人物依然给我们留下这样的启示。

记得《中国青年报》写过一篇介绍我国台湾企业家赖东进的故事，印象颇深。赖东进出生在一个残疾人家庭，双亲失明且丧失生活能力。一家人除了姐姐和他自己以外，其他几个弟弟妹妹都失明。残疾的父母只能靠乞讨为生，他们住的是乱坟岗的墓穴。他一出生，就与死人的白骨为伍。9岁时，好心人劝其父亲，让他去读书，父亲同意了，而13岁的姐姐为了供他读书到青楼卖身。小小的他，一人肩负照顾七八口残疾人的全部生活的重担。每天放学回来就去讨饭，讨饭回来就跪着喂父母。他没因困难和窘迫缺过一次课，却常常因为吃不饱和睡不足而晕倒。

后来他考上了一所中专学校，在那里赢得了一个漂亮女生的爱情。

然而，女生的妈妈坚决反对，甚至想要拆散他们。赖东进从此更加发奋努力，勤于学习和工作，最终，他不仅收获了爱情，还在事业上取得了巨大成功。赖东进说："没有苦难命运对我的磨炼，我也就不会有这样一个与众不同的人生。"

有一次，一个记者问作家史铁生："你对你的病是什么态度？"没有想到，在轮椅上待了20多年、每隔几天都要去医院透析的史铁生这样回答道："是敬重。"为什么是"敬重"而不是"恐惧"或者"憎恶"呢？面对记者的一脸疑惑，史铁生回答："这决不是说我多么喜欢它，但是你说什么呢？讨厌它吗？恨它吗？求求它快滚蛋吗？一点用也没有，除了自讨没趣，就是自寻烦恼。但是你要敬重它，把它看成是一个强大的对手，是命运对你的锤炼，就像是个九段高手点名要跟你下一盘棋，这虽然有点无可奈何的味道，但你很可能从中获益，你很可能就从中增添了智慧：比如说逼着你把生命的意义看得明白。一边是自寻烦恼，一边是增添智慧，选择什么不是明摆着吗？"

不论是赖东进还是史铁生，他们都是历经苦难的磨炼使自己的生命得到了升华，让自己的人生变得更加精彩动人。

当今世上，很多人都感觉他人欠自己许多东西，处在一种安逸状态中，人身上的许多潜能没有得到有效的激发，久而久之，不论人的身体状态还是精神状态，都处在一种相当的匮乏和慵懒中。一旦遇到痛苦或者是境遇的改变，还会怨天尤人，无法振作。检验一个人的本领如何，最好的办法就是看他在困境中的表现如何，是愤然崛起还是心灰意冷、萎靡不振，一招奏效。

爱默生说："伟大而高贵的人物最明显的标志，就是他坚强的意志，不管环境变化到何种境地，他的初衷与希望，仍然不会有丝毫的更改，而终至克服障碍，以达到所企望的目的。"让我们能够永远把苦难当作我们的导师，锻造我们的意志，激励我们成长。

愿我们把苦难的考验，

变成一种宝贵的财富，

使自己变得更加坚强，

更能感悟和珍惜人生。

心灵处方·

任何事情都有两面性，有时候，坏事也能够转变成好事。只要自己善于发现、善于总结，那么苦难的磨炼也能成为自己宝贵的财富。让自己精神健康，让自己心灵美好，这就是苦难带给自己的福音。

健康小贴士

正确洗手需掌握六步洗手法

一、双手手心相互搓洗（双手合十搓五下）；

二、双手交叉搓洗手指缝（手心对手背，双手交叉相叠，左右手交换各搓洗五下）；

三、手心对手心搓洗手指缝（手心相对十指交错，搓洗五下）；

四、指尖搓洗手心，左右手相同（指尖放于手心相互搓，各洗搓五下）；

五、一只手握住另一只手的拇指搓洗，左右手相同各搓五下；

六、弯曲手指使关节在另一手掌心旋转揉搓，交换进行各搓五下。

点燃关爱的心烛 *32.*

爱根植于生命之中，无条件地与生命等同，所以爱是历史性的。

——〔德〕雅斯贝尔斯

⊶ 疫情链接

湖北襄阳爱心司机护送 300 名医护人员回武汉战斗

疫情爆发以来，各地交通管制，民间成立了爱心车队，他们义务接送医护人员，运送发热、感染病人。在湖北襄阳枣阳有一名爱心司机，组织了志愿车队，护送 300 名医护人员返回武汉抗击疫情。

这名爱心司机叫范曹军，他在武汉学习过、生活过、工作过，也热爱这个城市。和他一样心系武汉的是枣阳周边武汉返乡的医护人员，得知武汉疫情，他们都要回武汉效力。这些司机不为名、不为利，就是为了爱心，和那 300 名医护人员一样，灾难时候，他们想到的是责任。最终，他们克服了一切困难，最终到达武汉，投入到紧张的战斗中。（来源：凤凰网）

╟╢ 心灵的宽慰 ╟╢

在抗击新冠肺炎疫情的斗争中，有许多场面是那样感人。在一家专门收治新冠肺炎患者的医院门前，有很多树上挂着各种各样的彩色卡片。卡片上一句句牵挂、关爱和祝福的话语，就像暗夜里的烛光，闪闪发亮。"老婆，你好吗？我和孩子都很好，你要好好照顾自己呀！我们想你！祝愿你早日康复！""儿子，你的行动，爸支持，我能照顾你妈，放心大胆地去吧！""爸爸，您的口罩够厚吗，防护服严实吗？""嗨！哥们儿，打了胜仗早点回来，咱俩的半盘棋局我还等着你呢！"……危难之中的人们，看到这丝丝关爱，点点祝福，如天降甘霖，温暖滋润。

疫情爆发初期，由于人们对灾难没有科学的认识，导致众多人的心理不安。党中央要求各省每日都召开关于防治新冠肺炎的各种形式的新闻发布会，为老百姓解答疫情的疑点难点。在抗击疫情的过程中，人们越来越觉得：政府离我们更近了。

遭遇疫情的不仅有患者，也有为了更多人安全的被隔离者。患者们有不顾个人安危的白衣战士的精心治疗和呵护，被隔离者也被周围的人们倾心关爱着。我们看到许多感人的镜头：学校老师和同学们在被隔离者的楼下，演唱他们自己创作的歌，用绳子为被隔离者送上生日蛋糕，一曲《生日快乐歌》此时听来，超过任何一个生日时所产生的感触。社区服务从每日的电话慰问健康，到按时送到门前的柴米油盐，同事、朋友们的电话、短信，句句温暖着隔离者的心。

可是人生百态，仁爱者有，自私者也有。一位一线下来的白衣战士，居然被所住小区居民拒绝在楼门之外。闻听此事，实在是可气又可悲！此不仁不义之举，必将遭到众人的唾弃。

人有悲欢离合，月有阴晴圆缺。不幸和幸运，不是一成不变的。俗话说：种瓜得瓜，种豆得豆。当你陷入困境的时候，何尝不想得到关爱？命运常常会使善良博爱之人得到奖赏，使自私刻薄之人得到惩罚。若我们在危难时刻献出一点爱，幸福就会像沉甸甸的金子一样，来到我们的身旁；而平庸浅薄的人，仅仅为一点个人利益就不顾他人，幸福必将如水一般瞬间在他的手上滑过。

人世间的关爱，是沙漠中的一滴甘露，使沙漠有了变成绿洲的希望；是迷航途中的一盏明灯，让船只再次找到方向；是阴雨中的一堆干柴，为饥饿之人把炉火燃旺。如果你我都做一块关爱的砖，就能垒成爱的高楼大厦；如果你我都做一朵关爱的浪花，就能汇成爱的海洋。点亮你我关爱的心烛，让我们一起驱走病毒。

愿人们相互关爱的烛光，

能够激励战胜困难的斗志。

愿人们用爱心来彼此温暖，

让真情的太阳永不落。

心灵处方

种瓜得瓜，种豆得豆。自己要求别人去做什么，首先自己就要做到什么。自己给别人多点关爱，别人也会给自己多一分关爱。所以，我们要多施爱心。倾注关爱的人一多，世界就更加美好了。

能量加油站

歌曲《让爱暖人间》

词：王水法　曲：孟庆云

口罩遮住了你一脸的疲倦，

却遮不住你那饱含深情的双眼。

为了捍卫生命的尊严，

你总是长夜无眠，

守望奇迹的出现。

你最美，也最危险。

不是你不怕死，是你有那必胜的信念。

你最累，也最顽强，

什么也改变不了你许下的诺言：

不再有恐慌，让爱暖人间。

口罩隔断了那疫情的蔓延，

却隔不断你我之间心心相连。

为了生命怒放的春天，

你总用一腔热血

续写大爱的诗篇。

你最美，也最危险。

不是你不怕死，是你有那必胜的信念。

你最累，也最顽强，

什么也改变不了你许下的诺言：

不再有恐慌，让爱暖人间。

让我们彼此祝福吧 33.

> 人生中既有暴雨，也有大雪，但只要自己那博大的心胸中常是一片美丽的晴空，常有希望的太阳存在，就可以了。
>
> ——［日］池田大作

疫情链接

数千万网友同观元宵亮灯 为武汉送祝福

又是一度月圆夜，又是一年元宵节。元宵节本是热闹的，可疫情当前，平安健康就是最大的福气；元宵节本是团圆的，可多少人告别了小家奔赴一线，才换得了更多数人的家中闲坐。

元宵之夜，央视新闻《共同战"疫"》不间断直播推出元宵亮灯特别直播，"家人闲坐，灯火可亲"。数千万网友通过央视新闻客户端及微博、快手、抖音、B站等互联网平台参与互动，同此月圆夜"看武汉 祈平安"，网友暖心留言为武汉加油鼓劲！

网友雨V9："山川异域，风月同天，岂曰无衣，与子同裳。友情亲情，天涯若临，非常时期，非常牵挂，敬祝佳节，全家安康。祝福武汉，天佑中华！"

网友春天："我一定会记住这个元宵节！虽然没有华丽的祝福，没有热闹的灯会，但一句简单的'你若无恙，我便安好'就是最暖心的问候。毕竟在当下，对很多人来说，'无恙'就是最大的期望。

各位朋友，这个元宵节，请保持无恙。"

网友用爱筑梦："迎来了鼠年第一个月圆之夜！愿此刻的所有坚守都是奔向以后的团圆！加油，武汉！加油，中国！"（来源：央视新闻客户端）

‖‖ 心灵的宽慰 ‖‖

史蒂文森说："希望是永恒的欣喜。它就像人类拥有的土地，年年有收益，是用不尽的、最牢靠的财产。"

在新冠肺炎疫情肆虐的时候，人们最关心的是湖北和全国每天的新增病例数量。现在互联网这么发达，各种渠道的数字均有，但是人们最相信主流媒体的每日通报。随着有些地方的数字大幅度下降，希望又回到人们心头，宁静而幸福的生活又开始来到我们面前。于是，在重新恢复的学习、工作和生活中，人们会彼此祝福。祝福尽快战胜新冠肺炎，祝福自己、亲人和朋友以及所有的人，祝福我们国家的经济能够不受太大的影响……

尽管新冠肺炎疫情还没有过去，各种消息满天飞，但是人们看到了战胜病魔的希望。于是，人们纷纷祈祷和祝福，希望我们能够早日战胜新冠肺炎。

只有经历过，人们才更懂得祝福的重要。于是，在相互的祝福中，人们会更加热爱生活。通过祝福，人们更加懂得，生活中曾经有过的痛苦、劳累，在灾难面前都算不了什么，没有什么比活着更美好。

祝福能使我们更好地读懂人生，感觉生活着是幸福的，工作着也是快乐的。我们彼此关爱着，走过坎坷，我们共同经历了恐慌和不安，我们知道了什么是最重要的，也懂得了人生的不易和不凡。我们享受春风温暖，更坚信人生没有过不去的坎儿。

也许有过暴风骤雨，也许有过惊涛骇浪，也许疫情的阴影还没有消失，但在希望的祝福声中，许多人经过一段时间的休整，又重回办公桌前，闻着淡淡纸墨的味道，感觉到工作着是多么美好，于是自己的心里越发不断地祝福，希望疫情早日结束吧！

在彼此真诚的祝福中，能感受同事间相互亲切的问候，热情的微笑。当我们来到办公室，竟然感觉同事间是那样亲切，一点也想不起曾经有过的摩擦和不快。此时，我们的感觉更不一样，充满对生活的激情，还有对善意的感动。

于是，此时的心情恰是一段祝福的语言："天空的幸福是穿一身蓝；森林的幸福是披一身绿；阳光的幸福如钻石般耀眼；而我们的幸福是你走出了灾难。"

在夜晚，我们看到透过窗棂的月光洒在地上，呈现出一片斑斑点点，于是，我们又有新的感悟，人生中有许多时候就是"不必试图擦掉斑痕去寻求完满，因为世界就是这样的百般变换"。

不是吗？月儿睡了的时候，太阳就来上班，于是希望就在眼前。风有风的语言，月有月的心愿，我们不能让风停止，也不能让月保持圆全，这不是人生的象征吗？所以，我们一边祝福，一边领悟。

让我们彼此祝福，彼此希望，用我们的双手，为我们可爱的祖国，精心地梳妆、打扮。让我们彼此用爱来祝福，希望就在眼前！

愿所有的祝福都给予您，

祈望永远拥有幸福和健康。

愿所有的平安都给予您，

祈望早日战胜新冠肺炎疫情。

心灵处方

在变幻莫测的大千世界，不论出现任何困难，我们永远不要气馁，只要怀有希望和信念，就永远没有闯不过的难关。鲁迅先生说得好："希望是附丽于存在的，有存在，便有希望；有希望，便有光明。"

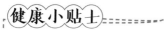
健康小贴士

抗击病毒，如何做好居家心理防护？教你5招

面对新型冠状病毒感染的肺炎疫情，很多人出现了焦虑、恐惧，过度恐慌，过度夸大疫情的实际危险性，不利于疫情防控。因此，居家百姓做好心理防护同样重要。

1. 疫情防控认知要科学。

一定要从官方的渠道去了解信息，客观理性地去认识疫情，相信疫情是可控的，不要相信、传播网传的小道消息。

2. 居家生活安排要合理。

可以跟家里人进行一些健身活动、小游戏等休闲活动，或整理以前没有整理好的文档、照片，规划接下来的工作和生活；和家人一起分享家庭计划和娱乐等。

3. 负面情绪影响要正视。

我们要正视自己出现的不良情绪，要学习觉察和评估自己所处的情绪状态。

4. 不良情绪状态要管理。

学习管理情绪很重要，可以尝试转移自己的注意力；与家人交流表达自己的情绪；也以适当的放松活动，如做深呼吸、肌肉放松、适宜的运动等释放情绪。

5. 自觉问题严重要求助。

感觉到自己有较严重的症状，对自己造成了明显的负面影响，要及时寻求帮助。可以与家人、朋友交流，寻求心理的支持；也可以向心理卫生专业人士寻求心理援助，拨打心理热线、网上寻求心理咨询，必要时可以去精神专科门诊。（来源：腾讯健康）

换一种方式
对待疫情的不幸

34.

命运不会满足于只给人带来一次不幸。

——［英］培根

在灾难面前不可屈服，而应更加勇敢地去正视它。

——［古罗马］维吉尔

疫情链接

日韩捐赠物资上火遍朋友圈的温暖诗句　背后故事有深意

眼下，阻击新冠肺炎疫情蔓延的战斗仍在继续。日本、韩国、巴基斯坦、俄罗斯、土耳其等20多个国家，纷纷伸出援手。他们不仅送来了援助物资，还送来了温暖的诗句。

1月29日，日本汉语教学考试机构HSK事务局通过各种渠道连夜在日本全国购置了一批口罩和红外体温枪，寄往中国湖北。物资抵达时，每个纸箱上都写着"山川异域　风月同天"八个字。字很小，却让细心的中国人瞬间泪湿。短短八字，有历史，有故事，有温暖，有情谊。这句话出自盛唐时期，日本遣人来中国学习佛法。当时的日本长屋亲王命人制作了一千件绣着"山川异域，风月同天。寄诸佛子，共结来缘"偈语的袈裟，赠送给大唐的高僧们。鉴真大师披着这件袈裟，为偈语所感动，遂发愿前往日本传法，传下中日友好交流的佳话。在捐助物资上写下这行古诗的主意，来自日本青少年育成协会理事、国际交流委员会委员长林隆树。这位日本老人说，1300 年前，日本遣唐使携带着"山川异域，风月同天"这样的诗句去了中国；1300 年后的今天，中国正遭受疫情，他们想把与古人相通的情感寄托在一副副口罩中。疫情爆发以后，日本前首相鸠山由纪夫在视频中为武汉加油，并再度提到"山川异域，风月同天"。他说，不会忘记 2011 年日本地震时，中国对日本的帮助。（来源：央视新闻客户端）

‖∥ 心灵的宽慰 ∥‖

哭泣很容易，微笑并不难，一切都在于一个人的心态如何。灾难既然是无法回避的，那么重要的是改变自己的心境。人的一生就像一条蜿蜒的小溪，当你感到幸福时，它就唱着一首欢快的歌，欢蹦乱跳地飞奔向江湖；当你感到不幸时，它就是一头暴虐的狮子，怒吼着撞向大海。无论是享受幸福还是承受不幸，都是我们一生中所必须经历的，没有哪一条溪流可以不经任何岩礁而汇入江海。

幸福或不幸全是我们的心灵感受，无论在人生拐弯处等待的是幸福还是不幸，我们都应该用一种坦然的步履从容走过去。

人生的不幸，有时大得几乎超过了自身承受的极限，但我们还是得承受，因为我们必须活下去。我们能否告诉地壳："你不要地震，我受不了"？能否告诉大山："你不要爆发，我受不了"？能否告诉 SARS："你不要来，我受不了？"能否告诉新冠病毒："你这个恶魔千万不要来，人生这么困难，你还来捣乱？"不能，我们哪一个也做不到，并且疫情说来就来，不请自来，不以人们的意志为转移。

如果自己失去了亲人，尽管与他是那样的"难舍难分"，尽管是那样的悲痛，却也不能随他而去，因为我们总得勇敢地、顽强地活下去。对待这种不幸，我们通常都是用悲伤和眼泪来发泄悲痛，极少从容面对。其实，如果你试着停止悲伤，集中精力去完成必要的事情，你会感觉从未有过的宽慰。

有一位中年女士的故事让人深思，而她的坚强也值得我们学习。

她是一位骨癌晚期患者，当她丈夫从医院拿到她的诊断书时，竟在骑车回家的路上，神情恍惚地摔倒并被一辆飞驰而来的卡车撞死。得知噩耗，她几乎完全绝望，整天以泪洗面。只因为还有个刚刚13岁的儿子，否则定要与丈夫一同长眠。一个多月里，她为了给儿子多省下一些钱，竟不顾医生劝阻，拒绝治疗。身体很快虚弱不堪，精神也几近崩溃。儿子整天陪着她流泪，直至学校通知她的儿子经常旷课，她才开始关注儿子的学习，她发现那不该有的暗淡和迷离的目光挂在儿子的脸上时，她问儿子怎么了，儿子告诉她：害怕，不知道为什么害怕。

这样的答案终于让她感觉到自己的失误和心痛，自己的悲伤、绝望和颓丧，让幼小的孩子没有了任何活下去的希望。从此，做母亲的她决定：不能再流泪。并让儿子陪她一起到医院看病，一起和儿子讨论如何面对她即将走完的生命过程。母子俩商定，要用坚强快乐赶走不幸。在以后5年多的时间里，儿子一直用勇敢和快乐迎接母亲生命里的一次次挑战。面对母亲的死亡，儿子从惶恐悲伤到坚强豁达，用他年轻快乐的生命，让母亲感到了生命的延续。这是多么的坚强！

母子亲情难以割舍，既然必须生离死别，为什么不去坦然面对呢？把相聚的分分秒秒淹没在无限的哀痛当中又有什么意义呢？

抚平不幸伤痛的办法只有一个，那就是等待时间的修复。在等待的过程中，我们何不伸出双手付诸行动表示迎接，以达到最快最好的治疗效果呢？

不幸和幸福一样，概率是均等的，不幸是在任何一个人身上都可能发生的，任何人都有可能经受不幸的折磨，只是在承受不幸的方式上有所不同罢了。智者之所以智，就在于他们从不细数得到的幸福有多少，而把所有的幸福视为一种静默的态度，置身于广阔的灵魂之中；至于不幸，则将之作为考验和磨炼自身意志的动力，在灵魂中净化和升华。

愿人们能够及时化解痛苦，

不要背负悲伤去生活。

人生总是痛苦和欢乐相互交织，

并且痛苦总是大于欢乐。

心灵处方

　　再悲伤的事情，也要挺过去。因为生命还得延续下去，日子总得过下去。天有不测风云，人有旦夕祸福，世界上的事不会按照一个人的主观愿望发生。不要双倍痛苦，不要无谓地悲伤，这不是心灵的麻木，而是一种人生的智慧。

健康小贴士

小区有人感染怎么办？这些问题一定要看（外出篇）

　　如果附近小区或者是自己居住的小区，出现新型冠状病毒感染的肺炎疑似或确诊病例，你要如何保护自己和家人？有哪些值得注意的地方？

　　1. 坐电梯会有感染风险吗？该怎么防范？

　　电梯是密闭狭小的环境，如果与病毒携带者同乘一部电梯，可能会被其咳嗽、喷嚏、讲话带来的飞沫感染。想预防，记住三句话：戴口罩坐电梯，不用手来碰脸，到了家就洗手。

　　2. 楼梯扶手、小区器械等公共设施呢？

　　同理，病毒可能附着于这些公共设施表面，通过接触传播。一句话，能不碰就不要碰，真的碰了别摸鼻子、嘴巴和眼睛，请马上洗手。

　　3. 附近街区有确诊病例，使用公共厕所还安全吗？

　　基本安全，但有细节需要注意。公厕中可能存在接触传播，这时候要格外做好洗手、衣物消毒的工作。（来源：央视新闻）

要明白学习才是最重要的 35.

人生的意义就在这个过程上。你要细细体会和玩味这过程中的每节，无论它是一节黄金或一节铁；你要认识每节的充分价值。

——傅东华

⌐----○ **疫情链接**

武汉，千条线拧成一股绳

在武汉，有一个现象，志愿者已经成为一个模糊的身份概念。在社区，不少居民自发地承担工作，共同守护家园。在武汉开发区沌口街，600余名群众志愿者主动参与值守小区卡口、劝导戴口罩、测量体温等疫情防控工作。

武汉，正在把每一股细小的力量，拧成一股绳，背后是基层党组织发挥战斗堡垒作用。沌口街各社区组建了宣传发动、设卡测温、信息排查的临时党小组125个，全街有1091名党员主动参与到抗疫防疫工作中。

在武汉，不同领域的党员力量正在下沉。"社区一线工作人员，他们长期面对群众的不稳定情绪，很容易产生倦怠感和无助感，这是当前最重要也是最急需援助的群体。"武汉市委党校教师、志愿者姜海介绍，武汉市委党校机关党委迅速集合5名有二级心理咨询师资质的党员教师，组成抗疫心理咨询志愿服务团队，为社区开展心理咨询服务。

在武汉防控一线，还有一群市民熟悉的陌生人，正在默默地守护这座城市。每一个个体，都紧紧地联系着大家，这个英雄的城市有英雄的人民。一位青年志愿者告诉记者："守护武汉的平凡力量，让人踏实。谢谢你，每一个平凡人。"（来源：《光明日报》）

心灵的宽慰

我们中华民族历来不乏优秀人才，他们在忧国忧民的同时，还提出要向世界上所有优秀的民族学习，并不断摒弃自己的缺点，只有这样，我们的民族才能骄傲地跻身于世界民族之林。

学习，使我们反省；学习，使我们清醒；学习，使我们进步。所以，我们一定不能有夜郎自大的心态，要善于谦虚地向别人学习，鼓励自己、督促自己、鞭策自己。盲目自大，是愚昧的表现，也是不幸的根源。

根据媒体报道，"非典"时期日本人严防病从口入，极其讲究个人卫生，因此，"非典"没有袭击他们。从这一点，难道我们不应该反省吗？

于是，有专家十分感慨："病从口入"，这是我们这一代人生活经验的结晶，是有科学道理的。它告诫人们一定注意饮食卫生，否则就会感染疾病。日本这方面的经验值得我们借鉴，尤其是在我们同心合力抗击新冠肺炎疫情的特殊时期。

有人一针见血地指出："重味道、重营养而轻卫生、轻检疫是中国饮食文化中的一大缺陷，而不把好饮食卫生检查和防疫这一关，会产生无穷的后患。"在"非典"灾难的考验中，我们已经有了一次深刻的教训，这次新冠肺炎疫情的考验又将如何？如果我们一些人再不清醒，再不改过，那么还有什么希望呢？

肯反省、善学习，并且勇于改过的民族，才是有希望的民族，而且能够超越自我。

根据有关报道，专家认为：过去"非典"的灾难在一定程度上唤醒了国人的健康意识。有关部门认为，在"非典"之前，真正有较强健康意识的人只占17%，而在发达国家有较强健康意识的人占比是80%，在这方面我们整整落后了30年。当然，17年前的"非典"也是一个极好的反面教材，使我们加深了对一般卫生常识的了解，也慢慢养成了防病保健的好习惯。同时，经过"非典"之后，人们更加认识到公共卫生的重要性，讲卫生不仅仅是个人的事情，也是社会文明的表现。面对这次新冠肺炎疫情，人们更要思考饮食卫生习惯。

许多媒体不断地报道"关于病毒灾难的思考"这一类的文章，让大家感觉耳目一新，也让我们感到我们的民族是很有希望的。多少有良知的人，为新冠肺炎疫情着急，为人们所遭受的痛苦难过，为自己民族的陋习伤心。

当然，改变陋习还得依靠我们每一个人的努力。任何说教都没有疫情本身的教育来得这么深刻，这么有说服力。人们在顿悟生命的同时，对自己个人的卫生习惯也必须自觉地进行改变。疫情虽然暴露了我们的缺点，但也让我们意识到改掉陋习的重要性。

愿我们培养虚心好学的风气，

逐渐改变不良的饮食陋习。

让理性来灌浇心灵的健康，

在敬重生命时更要保护生命。

心灵处方 孔子的学生曾子曰："吾日三省吾身。"智者尚且如此，更何况我们这些普通人。要看到自己的不足，并努力改过，这是对自己的负责，也是对国家的负责。人不怕错，就怕知错不改。

健康小贴士

小区有人感染怎么办？这些问题一定要看（居家篇）

1. 小区疑似或确诊病例使用过的垃圾，是否会造成感染？

有可能，但是概率非常小。病毒携带者使用过的垃圾，基本只能通过接触传播给下一个人。所以，我们的预防建议是：（1）任何时候，请认真洗手，或者带一瓶酒精免洗洗手液；（2）没事别碰什么可疑的东西；（3）丢垃圾时，如果一定要掀垃圾盖，请带上一次性手套；（4）自己用过的口罩，请自觉密封装好；（5）温馨提醒保洁人员，做好防范。

2. 太阳出来时，能晒被子吗？是否有被污染的风险？

晒被子不用担心被污染。根据"冠状病毒的环境生存能力"研究显示：受干燥、热、通风和紫外线等综合作用的影响，在阳光下，病毒的活性和存活时间都会降低。

3. 为什么要通风？病毒会不会沾着灰尘飘进家里？

因为通风能降低室内病毒的浓度。病毒起码有 2—3 日的存活时间，在室内可逐渐累积，提高室内病毒的浓度；反观室外，不仅空间大，还有紫外线，病毒的浓度相对更低。（来源：央视新闻）

我们无法躲避疫情
但可以选择勇敢

36.

以勇敢的胸膛面对逆境。

——［古罗马］贺拉斯

灾难是人的真正试金石。

——［英］包蒙

疫情链接

6 架"胖妞"飞抵武汉！网友：看到中国空军瞬间泪目

2 月 13 日上午 9 时起，11 架运输机，包括多架运-20、伊尔-76、运-9，陆续降落在武汉天河机场，近 1000 名军队支援湖北医疗队队员和大批医疗物资抵达抗疫一线。

据现场直播画面显示，6 架运-20 运输机、4 架伊尔-76 运输机和 2 架运-9 运输机依次降落。这是运-20、运-9 两型国产运输机首次参加医疗物资运送任务，同时也是运-20 首次执行大型非战争军事任务。

看到中国空军国产最先进军用运输机投入到抗疫一线，在直播评论区中是一片"掌声"，为中国空军送祝福，为武汉加油，还有不少网友感动落泪。

此前，据"空军发布"官方微信报道，按照中央军委命令，空军 2 月 2 日凌晨出动 8 架大型运输机，分别从沈阳、兰州、广州、南京起飞，向武汉紧急空运 795 名军队支援湖北医疗队队员和 58 吨物资，上午9时30分全部抵达武汉天河机场。这是继汶川、玉树抗震救灾之后，空军参与非战争军事行动同时出动大型运输机数量最多的一次。（来源：环球网）

‖‖ 心灵的宽慰 ‖‖

有句话说得好："每个中国人，都是疫情的当事人；每个中国人，也都是抗疫的责任人。每个中国人，也都再次确认：没有一个人，是靠做空自己的祖国而成功的。我们每个人的命运，都和国家休戚相关。"

能在疫情来临的关头，在自己生命受到威胁的危难之中，为了国家和人民的利益奋不顾身、挺身而出的人，就是最勇敢的人。当然，能坦然面对疫情，也是一种勇敢的行为。现在媒体报道最多的英雄，是钟南山，是白衣天使，是党员干部，是普普通通的老百姓。作家毕淑敏在对抗击"非典"一线的白衣天使进行采访时说的话："我曾经是个病人，知道什么是勇敢；我曾经是个医生，知道什么是职责；我现在是个作家，知道在这场抗击'非典'的斗争中作家应站在什么立场。"今天，在抗击新冠肺炎疫情的战场上，有多少勇敢的"战士"，在冒着生命危险抢救病人。

尽管我们无法躲避灾难，但是我们可以选择勇敢。伏尔泰说："人生布满了荆棘，我所晓得的唯一办法是从那些荆棘上面迅速踏过。我们对于自己遭遇的不幸想得越多，它们对于我们的伤害就越大。"塞缪尔·约翰逊也说："人的勇气能承受一切重负；人的耐心能忍受绝大部分痛苦。"

人有生存的本能，面对疫情的猛然爆发，出现一定程度的恐惧是自然的心理表现。但是过度的恐慌，就是在自我加大疫情的危害性，结果就会感到有如世界末日的来临。于是乎，心里装不下任何其他事情，一味沉浸在对疫情的惶恐当中，不仅放下了工作，还停止了正常的生活。入枕不眠，食不下咽，一切为死亡做着准备，甚至就此放弃生命。殊不知，就是这个过分的心理畏惧，最终导致身体免疫力的下降，致使健康严重受损。

其实，人们所具有的不安全感，完全是一种对疫情危险性的本能预测和反应，并不是疫情已经打击自己的一个既定的事实。能不能控制局面，能不能在疫情面前显示出自己的抗击能力，能不能最终战胜疫情，关键就取决于人们有没有良好的心理素质。是勇敢地面对，还是懦弱地逃避？

什么叫勇敢？在经受疫情考验时，我们听到了许多可歌可泣的事迹。我们特别敬佩那些坚强勇敢的白衣天使，尤其是那些有着大无畏精神的传染病专家，因为他们就是勇敢的象征。在病毒来临的时候，许多人主动请缨加入抗击疫情的队伍。

勇敢并不代表盲从，更不代表鲁莽，而恐惧却说明懦弱，表明自己对疫情没有足够的科学认识。只考虑疫情的危害性，不琢磨用什么方法来最大限度地减少疫情带来的损害，而失去战胜疫情的信心，这就更没有勇敢的气概可言。

作家张晓风说："在生命高潮的波峰，享受它；在生命低潮的波谷，忍受它。享受生命，使我感到自己的幸运；忍受生命，使我了解自己的韧度。两者皆令我喜悦不尽。"只要我们能够静下心来，仔细分析所处险境带来的危害，然后在有限的范围内使用最恰当的办法让自己脱离危险，这是最明智的选择。

我们应该充分地意识到，生命并不像我们想象的那样脆弱不堪，生命的坚韧与顽强往往会在最危险的时刻表现出来，只要自己有一颗足够坚强与健康的心灵，那么就一定能够战胜一切艰难险阻。

愿大家都有一颗勇敢的心，

面对困难降临而不惊慌。

信任科学一定能够阻挡新冠肺炎，

个人的心理健康是第一道屏障。

心灵处方

面对突如其来的疫情，自己一定要选择勇敢，不要因为恐惧作无谓的牺牲。必须相信科学的力量，必须相信自己的生命力。最大限度地寻找生活的乐趣，分散不必要的精神恐慌，那么最终一定能够战胜灾难。

健康小贴士

防疫期间，生活中的随身小物件你会消毒吗？

手机等：取下保护套，用医用酒精棉签轻轻擦拭手机的各个部分，就可以达到比较好的消毒杀菌效果。

钥匙：钥匙可以每日用药皂在洗手时一同清洗，或与其他需要消毒的物品一道放入 500mg/L 的含氯消毒剂中浸泡 30 分钟左右，然后用清水冲洗干净。

钞票：钞票本身就不需要消毒了，但是尽量不要散在口袋里或者桌面上，平时放进钱包里，摸过钞票的手要清洗干净，尽可能多用手机支付。

鼠标、键盘：先将键盘和鼠标表面用软布擦洗干净，再蘸上 75% 的酒精进行消毒处理，最后用干布将键盘表面擦干。一定注意布不能太湿，以防止水珠进入键盘内部。

衣物和手提包：外出衣物应经常换洗，保持清洁，对毛巾、衣物、被罩等可把 84 消毒液按 1:100 倍的比例用水稀释（含有效氯 500mg/L）浸泡衣物 30 分钟再用清水漂洗干净。手提包可在每次回家后用 75% 的酒精进行喷洒、擦拭，然后悬挂晾干。（来源：人民健康网）

疫情考验人性 也发现人性 37.

照耀人的唯一的灯是理性，引导生命于迷途的唯一手杖是良心。

——［德］海涅

·---○ 疫情链接

在重大考验中"淬炼"责任担当

2月10日，中央赴湖北指导组针对武汉疫情防控工作中暴露出的突出问题开展紧急约谈，及时敲响了警钟。打好新冠肺炎疫情防控阻击战，对各级党政领导干部和广大党员都是一场重大考验。"大考"面前如何作为，充分体现出党员干部的责任担当、能力智慧。

责任担当，平时容易说，一般的考验也比较好过关，但在重大考验面前，尤其是面临突发、紧急等意想不到的状况发生时，是犹豫不决、推诿扯皮？还是冲锋在前、守土有责？就是见真章的时候了。把属于自己职责范围内的担子勇敢挑起来，果断决策，坚决行动，不让事态朝着更坏的方向发展，尽快扭转可能出现的不利情势，这才是党员干部的真正担当。

重大考验面前，作风建设来不得半点虚假。疫情发生，人们看见了无数党员干部为患者奔忙、为群众奔走的良好作风。但同时，疫情之下，依然暴露出许多作风漂浮、形式主义的东西，这造成了极其不好的后果和影响。就在武汉发起"应收尽收"总攻令的这几天，还是有一些确诊患者、疑似病患和密切接触者得不到任何有效帮助，一些武汉地区的患者，接到的帮助电话是从外省、外市打过来的，因为在本地已经求助无方。

重大考验面前，能力检验更是每一个党员干部必须过的"一关"。疫情发生，如何应对，既考验责任担当，也考验能力智慧。社区摸排，如何既体现人性化又不留死角；援助物资分发，如何体现效率优先和公开公平；人群管控，如何做到有力有效和合法依规；收治患者，如何兼顾轻重缓急和整体防控齐头并进——这每一环、每一步、每一招，都是对工作能力和智慧的直接考验，没几把"刷子"是干不来的。

疫情防控是试金石和磨刀石。习近平总书记在北京调研指导新冠肺炎疫情防控工作时强调，重大考验面前，更能考察识别干部。战"疫"当前，各级党政领导干部不能有任何推卸，不能有丝毫侥幸，更不能有半点麻痹，必须以更坚定的信心、更顽强的意志、更果断的措施，靠前指挥、强化担当、苦干实干，才能共同打赢阻击疫情这场硬仗。（作者：瞿长福 来源：中国经济网）

‖‖ 心灵的宽慰 ‖‖

疫情来临时最能考验人性，可怕的不仅是病毒，可怕的更是人心。

当新冠肺炎疫情如暴风骤雨般肆虐神州大地，人们在承受痛苦和抗击疫情的同时，也在考验各种美好或丑陋的人性。既有敢于抗击新冠肺炎的勇士，也有少数恐惧新冠肺炎而畏缩不前的懦夫。人们对于那些救死扶伤的白衣天使是那样的尊敬；对于那些在疫情面前毫不退缩依然坚守岗位的工作者是那样的赞美；对于那些重新思考人生意义的智者是那样的敬佩；人们对于那些善良的援助者是那样的感谢；而对于那些发国难财、利欲熏心之人是那样的鄙夷。灾难是美与丑的试金石，在灾难面前，善与恶都能一一表露。

人性邪恶的本能毫无节制地脱下原本就不厚的外衣。像不法商人，此时就愚蠢地认为发财的商机已到，于是利用各种手段去牟取暴利。据媒体报道，有人将2%比例的过氧乙酸稀释成2‰投入市场，有人用黑心棉加工成医用卫生口罩出售，更有甚者居然销售伪劣的防护服！防护服是白衣战士的救生衣，是保护白衣战士健康的一道重要屏障。从某种意义上说，防护服就是他们的生命线！就是这种泯灭良知和人性的人，竟然敢拿战士的鲜血来换取金钱，并且还有心情去满足自己的物欲享受！

这个时候暴露出的邪恶人性令人切齿，也更有患难时期见真情的种种典范。正是有大多数善良人们的无私奉献，为我们中华民族战胜危机走向胜利奠定了坚实的基础。在灾难前面，人们有力的出力，有钱的出钱。特别是许多人在海外购买口罩运回国内。在危机面前，你也许不是那冲锋在前的白衣战士，也许不是研究攻破病毒的科研人员，但是你有一片爱心、一种责任、一份信念、一个心愿，捐出你力所能及的钱财，向无偿献血站伸出你热情的手臂，那么这就是人间最为珍贵的东西……每天让我们感动不已的事情有许许多多，有这样一位中年女士，在献血前听到医生对她说："您46岁，超龄了。"她回答："不，我身体很好，不信你检查！"当记者追问她，为什么年龄大了还非要献血？她回答："我下岗了，能捐的钱不多，献点血还是可以的。"多么感人！那些丑陋的奸商，尽管有钱，但是他们的灵魂与这位贫穷的下岗女工相比较，就完全变为"阳光下的雪人"了。献完血后的她不是脸色苍白，而是满面愉悦，是一种内心宽慰的满足。这真是感人的人性之美！

我们愿意这样相信，一度在疫情中丧失人格的人，能够彻底地良心发觉，重归善良之路。不论是在什么状态之下都不应使用不仁、不法手段去获取不义之财。否则，必然会丧失人之良心走向恶途，生活之路也会越走越狭窄。发国难财的人，一定会被人民钉在耻辱柱上。

愿美的心灵如春风，

拂拭劫难中的创痕。

愿美的情操如阳光,

沐浴劫后的大地无阴影。

心灵处方

  灾难是试金石,能够考验一个人是美丽还是丑陋的。无论自己平时的语言是怎样的天花乱坠,如果危难关头表现为懦弱和退缩,那么最终是要被人们所唾弃的。所以,我们要经常拷问自己的灵魂,必须要做一个大写的人。

健康小贴士

返岗后需要开会怎么办? 这份提醒你得看!

  疫情防控阻击战正紧张进行,不少人已返回工作岗位。安全起见,返岗后建议尽量避免集中开会,多采用远程视频、电话等方式。但如果必须开,怎样做才更安全? 请往下看:

  1. 会前准备。在会议举办场所的大厅入口安置红外体温检测仪;为参会人员、服务人员配备一次性医用口罩、消毒剂等物品;会前主动了解参会人员及服务人员的健康状况。

  2. 会场设置。会场座位保持足够间隔,建议 1 米以上;会议场所原则上不使用新风系统,中央空调应关闭回风系统,或使用分体空调。

  3. 会场消毒。会场、宾馆和餐厅等场所定期清洁与消毒,加强室内通风;洗手间要配备足够的洗手液,保证水龙头等供水设施正常使用。

  4. 做好监测。参会人员、服务人员应配合会议组织方做好每日健康监测,发现可疑症状,需及时报告会议组织方,配合就医并按要求开展隔离医学观察。

  5. 控制时间。建议缩短会议时间,如会议时间较长,建议每小时通风一次。

(来源:《人民日报》微信公众号)

国家有难 匹夫有责 38

凡是不爱自己国家的人，什么都不会爱。

——[英]拜伦

那些背弃祖国、投奔异邦的人，既不受异邦人的尊敬，又为同胞所唾弃。

——[古希腊]伊索

┈○ 疫情链接

新疆"热"舞为武汉方舱医院患者减压

巴哈古丽·托勒恒跳过无数次的"黑走马"（新疆哈萨克族具代表性的民间舞蹈），但她觉得在武汉跳的这一次"黑走马"最有意义。有网友评论说："这是最美的舞蹈。"

2月12日，一段巴哈古丽·托勒恒穿着笨拙的防护服、戴着口罩、护目镜，带领方舱医院的患者跳"黑走马"的视频迅速走红社交媒体。

巴哈古丽·托勒恒是新疆第二人民医院（维吾尔医院）党政办副主任，目前担任新疆第二批支援湖北医疗队（武汉市方舱医院C区）副领队、临时党支部宣传委员。

"我看到有些病人的情绪不高，希望用舞蹈的方式调节他们的情绪，缓解他们的焦虑。病人最好以乐观的心态面对治疗。"巴哈古丽·托勒恒说。

在巴哈古丽·托勒恒发给记者的一个视频中，一名女性患者说：

"你们医护人员从精神上给了我们最有力的支持。"另一位患者说："你们辛苦了，我看到你们从新疆来，其实挺心疼的。"

巴哈古丽·托勒恒还说，今后有机会还会带领患者跳舞、唱歌，希望他们以坚强、乐观的态度继续接受治疗。

截至目前，新疆已有3批、380多名医疗队队员在湖北战"疫"一线。（来源：中国新闻网）

‖‖ 心灵的宽慰 ‖‖

在危难的关头，最能够看清楚一个人。

忧国忧民之心常有，怨国怨民之心全无。如果自己忧国忧民，那么自己就会产生强烈的奉献之心，于是自己的言语和行动就会美好、崇高起来，特别是在国家有难的关头，自己更能奋不顾身地投入抗击疫情的行列之中。如果自己怨国怨民，那么自己就会产生强烈的埋怨之心，于是自己的言语和行动就会消极与阴暗起来，特别是在国家有难的关头，自己更会动摇或者逃避，甚至唯恐天下不乱。

倘若我们看不惯身边的一切，总认为国外的月亮比自己国家的圆，就会活得不耐烦，就要被痛苦缠绕，就可能犯错误。如果自己一味地崇洋媚外，把自己的国家和人民贬得一文不值，那么这种人会活得痛苦不堪，也没有自己的人格和国格，会被所有的人瞧不起。鄙视自己的祖国，就是鄙视自己的母亲，鄙视自己。

一个人连自己的祖国和人民都不爱，还有什么资格去谈爱国呢？还有什么资格去谈人生呢？还有什么资格去谈生命价值呢？还有什么资格去教育别人呢？在疫情来临时，拼命去攻击国家，攻击社会，这是什么用心？若自己一心牵挂国家的安危，全心关注人们的疾苦，那么就会心生大爱无私之情，越活越充实，越活越有意义。一味指责谩骂，不仅埋怨国家贫穷落后，总是多灾多难，又指责人民愚昧无知，什么知识都不知道，什么良好的生活习惯都没有，接着埋怨自己生不逢时，为什么不生在国外，这样下去，只会被怨言所吞没。

　　在这次国家遭受新冠肺炎疫情之时，有两种人的表现泾渭分明。大多数人急国家所急，想国家所想，纷纷尽自己所能，不顾个人安危，勇敢地冲锋在前，受到了人们的赞美。而少数人趁国家危难，不但造谣迷惑人心，而且临阵脱逃，受到了人们的鞭挞。

　　愿大家都有爱国心，

　　在国家危难的时候，

　　都能够挺身而出，

　　团结一致，众志成城。

　　心灵处方

　　　　爱国是最大的光荣，也是对心灵最好的安慰。有爱国心，自己就有一身的正气，一脸的英气，坦坦荡荡。不爱国是最大的罪过，也是对心灵的最大伤害。没有爱国心，自己就没有正气、骨气和豪气，只有猥琐之气。

健康小贴士

防范气溶胶传播　专家指引这样做

　　打喷嚏、咳嗽产生的飞沫，大飞沫很快落到地面或物体表面，微小飞沫可以在空气中悬浮一段时间，后者属于气溶胶。如果病毒污染了空气，气溶胶在密闭空间里可长时间停留；如果患者排出的粪便里有病毒，或者打喷嚏、咳嗽排出的痰液在干燥后病毒可能飘浮形成污染空气，因此需要做到如下三个"避免"：1.最重要的是尽量避免去人多聚集的密闭空间。2.避免鞋底将病毒带回家。3.避免家里地漏弯头无储水。往地漏倒上水，用盖子遮挡好，如果没有盖子，可以用塑料袋装上水，自制一个地漏盖。（来源：《广州日报》）

患难之交
才是真朋友

39.

仁爱的话，仁爱的诺言，嘴上说起来是容易的。
只有在患难的时候，才能看见朋友的真心。

——［俄］克雷洛夫

╍╍○ 疫情链接

八方援手齐战"疫"，打赢这场人民战争

国家卫生健康委员会深入贯彻落实党中央、国务院决策部署，进一步加强对湖北省和武汉市医疗救治工作的支持。2月12日，天津、河北、山西等17个省（市）、自治区共计2897名（其中医生1003名、护理1681名、其他管理等专家213名）赴恩施、神农架林区等16个武汉外市州开展对口支援工作。

疫情就是命令，防控就是责任。不管是从196吨中央储备冻猪肉由上海铁路芦潮港站紧急发往武汉，到72辆有"移动的N95口罩"之称的救护车在江西向塘铁路物流基地出发驰援武汉，再到13日军队又一次增派2600名医护人员支援武汉……新冠肺炎疫情突如其来，各行各业万众一心、众志成城，同时间赛跑、与病魔较量，有效有力地遏制了疫情的进一步蔓延，为打赢疫情防控阻击战奠定了强有力的基础。

疫情发生后，全国一盘棋，集中力量办大事的优势得以彰显。在政府和有关方面的号召下，从地方到企业，从行业到各生产单位，

纷纷加入到这场疫情攻坚战当中来。比如说，16个省对口支援湖北，让支援工作变得更有条理，形成了齐心协力、众志成城抗击疫情的强大合力；像水星家纺和红豆集团这些人们耳熟能详的知名企业，纷纷将公司生产车间改为医用一次性防护服生产车间，全力保障一线物资供应……这既是危急时刻"一方有难、八方支援"的互助精神表现，也把集中力量办大事的制度优势充分发挥了出来，成为我们打赢疫情防控阻击战的重要法宝。（来源：中国日报网）

‖‖ 心灵的宽慰 ‖‖

在灾难面前，人们会自觉或者不自觉地思考许多问题，特别是关于朋友的话题。

在各种灾难的危机考验中，最能够考察一个人，最能够衡量朋友之间的情谊是真还是假？

人的一生，离不开与社会的交往，存在各式各样的机缘去结交众多的朋友。但是，能与自己同甘共苦、真诚信赖的人，才是自己一生最珍贵的朋友。有的时候，坏朋友可能会断送一个人的生命。

有人认为，当今的社会交往，朋友之间的关系无处不体现着利益关联，俗话说，多个朋友多条路，保不齐哪天就有用。其实，这从某种程度上来说，是一种纯粹的双方利用关系，已经失去了真正意义上的朋友本意。古人云："近朱者赤，近墨者黑。"如果两人都抱有这样的想法，迟早一方会因为某一方的利益受损而导致二人不欢而散，甚至反目成仇。因为基于双方的利益关系而成为朋友的，能够算得上是真朋友吗？

选择朋友，不以真诚信任相互帮助为目的，而一切以名誉利益为重，肯定是要出问题的。今天你有钱有势，我就是你的朋友，恭维你，利用你；明天你若下台败落，我就奚落你，远离你，乃至从此置之不理。我们说，这样脆弱的朋友交往没有任何意义，完全违背了"君子之交淡如水"之理。

朋友间交往是最不具有拿什么准绳保护的一类情感，无须双方遵守海枯石烂的誓言，也不用防备"朝三暮四"的变迁，而是完全依靠两个人的素质、信仰和品格等来维系。真假朋友，一桌酒宴、一件礼物均不能代表二者之交情，唯有危难之中才能见真情。因为平时大家客客气气，没有真正的考验和测试，只有危难才是试金石。

现代都市朋友之交，也不全是以利益来表示，依然有着为朋友两肋插刀之美言。远的不说，我们的身边就有着这样的朋友。单位里前几年先后来了两个家在外地的大学生，一个叫小万，另一个叫小王，也许是因为同住一个宿舍，也许是志同道合，两人结成了非常要好的朋友。小万有个交往了4年的女朋友，双方感情很好，已经准备商量结婚，就因为手头紧买不了房子，小万的准丈母娘一直没有同意他们的婚事。小万便在闲暇之余外出打工，工作2年多几乎没休过一个节假日，终于辛辛苦苦攒足了买房钱。就在这个时候，小王的母亲患肾病住院治疗，小王深知钱对小万的重要性，并未开口向其借钱。但是，小万也了解小王的家境，并知道小王不向自己借钱的原因，便偷偷地把自己的全部积蓄以小王的名字寄给了小王的家里。小王的母亲因此可以及时医治，身体也恢复得很快。小万的义举，不仅赢得了小王的信赖，也感动了小万的准丈母娘，认为他是一个努力上进、人品又好的人，于是马上就同意把女儿嫁给他。

这算不得一个惊天动地的故事，但确是一对好朋友、真朋友的真实见证。

人生得一知己足矣！我们必须用自己的真诚和爱心来交朋友，同时必须用真心来呵护。尤其是在灾难来临的时候，我们更应该互相鼓励和帮助，让人生的幸福之路越走越宽广。

愿大家都交个好朋友，

彼此心心相印，情谊相投。

一定不要为名利交往，

这样的朋友才能有福同享，有难同当。

心灵处方

患难见真情。真正的朋友之间的友谊，往往是一种最纯粹的爱，它没有任何的要求，也没有任何的条件。真正的朋友关系，也绝对不能变成一种交易，否则就失去了友谊的真实意义。

健康小贴士

疫情当前，提升"作战能力"的6点健康饮食提示

疫情当前，除了要做好个人防护与居家消毒外，科学合理的营养膳食能有效改善营养状况、增强免疫力，有助于预防新型冠状病毒肺炎。那么，我们应该如何吃得健康、吃得安全？疫情期间的饮食有哪些需要特别注意的呢？这里我们总结了健康饮食的6点提示，以助您提升"作战能力"。

提示一：既要吃饱，又要吃好。

保证能量供应充足，在平时饮食的基础上，既要吃饱，又要吃好。在新型冠状病毒肺炎流行期间，不要节食，不要减重。

提示二：保证优质蛋白质摄入量。

保证每天摄入富含优质蛋白质的食物，包括鱼、肉、蛋、牛奶、豆类等。

提示三：多吃新鲜蔬菜和水果。

蔬菜和水果富含各种营养物质，对人体健康有益，应保证每天摄入蔬菜300—500克、水果200—350克。

提示四：饮食清淡，多饮水。

应保证清淡饮食，少吃高盐、油炸、辛辣食品。同时足量饮水，成年人每天饮水需1500—1700毫升，宜饮用白开水和淡茶水。

提示五：不要忽略运动。

居家也要天天运动，保持健康体重。

提示六：提倡分餐，错峰就餐。

储存、制作食物时，应生熟分开，若二次加热，应热透。分餐制可以减少交叉感染的风险。（来源：大众医学微信公众号）

面临危机更要学会驱除烦恼 *40.*

因寒冷而打颤的人，最能体会到阳光的温暖。经历了人生烦恼的人，最懂得生命的可贵。

——〔美〕惠特曼

疫情链接

用阳光心态筑牢抗疫"心长城"

在这场来势汹汹的新冠肺炎疫情侵袭下，2020年的春节气氛显得格外紧张。疫情不仅威胁人民群众的生命安全和造成了经济社会发展的重大损失，也对人民群众的心理产生了巨大的影响。习近平总书记强调："要加强心理干预和疏导，有针对性做好人文关怀。"深入贯彻落实党中央关于科学防疫的要求，高度重视疫情对广大人民群众的心理影响，强化心理干预，对于坚定人民群众信心、打赢疫情防控阻击战至关重要，也尤为迫切。

加强心理疏导，坚定战"疫"必胜信心。疫情发生以来，各地按照有关部门印发的《新型冠状病毒感染的肺炎疫情紧急心理危机干预指导原则》，科学、规范、有序加强心理干预和疏导，通过开通心理热线、创设心理辅导微博微信等方式，努力为公众提供心理援助服务。在各方面共同努力下，全方位、立体化、全覆盖的心理干预和疏导机制正在形成。

这是一场突然来临的灾难，它直接威胁着人民群众的生命安全和身体健康。但是，在中华民族几千年的发展史中，经历过多少次这样的灾难，特大洪水、"非典"疫情、汶川地震、冰雪灾害，中华民族有哪一次因害怕而倒下？我们哪一次不是凤凰涅槃、浴火重生？我们要看到，正是在总结 2003 年抗击"非典"获得成功经验的基础上，此次抗病毒战争中，我们更早更坚定地采取了必要措施，加上应急管理决策和执行效率的显著提高，科研医疗水平及建设保障能力的长足进步，这次的成功更有保障。我们要坚信，在以习近平同志为核心的党中央坚强领导下，全国上下齐心协力、众志成城，一定能打赢这场疫情防控阻击战。（来源：学习强国）

‖‖ 心灵的宽慰 ‖‖

烦恼是人感受的一种心灵痛苦，一个人倘若烦恼过度，就会影响自己的身心健康。我们必须正视烦恼，决不能让烦恼淹没自己。美国科学家的最新研究发现，"愉悦心脏所产生的心脏荷尔蒙能杀死 95% 的癌细胞"。在平时，烦恼就不断侵扰我们，等到困难来临的时候，烦恼更是加大了进攻的力度。因此，我们必须高度重视烦恼。

掌握驱除烦恼的技巧，随时清扫心灵的尘埃，让我们获得舒心、快乐和幸福。要学会忍耐，否则自己的痛苦就来了。特别是当自己面临新型冠状病毒威胁的时候，更要有驱除烦恼的本领。

客观地说，烦恼无处不在，并且烦恼是永远伴随人一生的。每个人都有不同程度的烦恼，不是今天烦恼这事，就是明天烦恼那事，没有烦恼的"桃花源"是绝对不存在的。特别是当一个人遭遇打击和挫折时，感到一切很不顺利时，更会苦恼不已。

烦与不烦，关键在于人的心态。自己心态好，烦也会变得不烦；心态不好，不烦也会变得烦。有智慧的人，心态自然调整得好。所以拥有好心态的人决定好的命运，因为他们能够正确对待烦恼，并且去主动化解，既不怨天尤人，也不玩世不恭，在烦恼中善于寻找快乐，用积极的行动去迎战各种烦恼。愚蠢的人，从来不会主动调整自己的心态，结果越烦越苦，自己既怨天又怨自己和别人，并且开始消极堕落，游戏人生，同时性格不开朗，心胸狭窄，总是自寻烦恼。

现实是永远无法逃避的，你高兴也罢，痛苦也罢，现实总是客观存在的，能改变的仅仅是一个人的心境。景本无异，异的是自己的心情。逃避现实，逃避疫情，拒绝现实，拒绝疫情，这种做法是天真的、幼稚的。现实再残酷无情，我们也要心平气和地面对，因为我们总得生存下去。没有生活的好心情，何来生存的勇气？

"烦恼虫"是天下最可怜之人。整日忧愁容易失去快乐，时间长了自己肯定被疾病缠绕。每天闷闷不乐，时刻愁眉苦脸，总是不对自己负责，这是愚蠢的人生态度。没有笑容，也没有言语，内心似有千愁万结，这是愚蠢的生活态度。不会宣泄，更不懂倾诉，只是默默地承受心灵的煎熬，这是愚蠢的活法。

尘世间的许多东西可以属于别人，但是自己的好心情应该属于自己。不管是有风，还是有雨，自己的好心情最重要。要是我们早早地感悟人生，自己就会智慧地生活，就会经常扪心自问："一生中最重要的东西是什么？是有一个好心情。"

也许人生会有许多磨难，也许生活会有许多困难，也许生命会有许多危险，但是这一切都不能剥夺自己的好心情。世上的一切不愉快不要挂在心头，自己要多笑一笑、多乐一乐，因为金钱、物欲、恩怨、荣辱等东西，早晚有一天会飘然而去，所以我们必须要拥有一个好心情。在寂静的夜空下，我们不必为疫情的威胁而烦恼，也不必为别处的灯红酒绿而烦心，自己可以静静地闻着花草的清香，细细地仰望星空的灿烂。好心情就是自己最宝贵的财富。

愿烦恼不再侵蚀我们的心灵，

快乐始终陪伴我们的身心，

世上的一切都是过眼云烟，

别让它们影响我们的好心情。

心灵处方

世上没有不烦恼的人，关键要掌握驱除烦恼的方法。面对疫情，总是烦恼不是办法，疫情不会因为人们的烦恼而消失。自己拥有乐观的心态，何惧烦恼呢？

能量加油站

歌曲《明天依然是阳光》

词曲：陈翰峰

看我们走过的路已经有多长，
无论经历多少风和雨，
再黑的夜也抵不过阳光；
听我们幸福的歌声有多悠远，
穿过山河高塔和岁月，
再厚的雾也遮不住彩虹。
明天依然是阳光，
你看守护生命的白衣天使；
明天依然是阳光，
你看屹立而起的火雷神山；
明天依然是阳光，

你看传递真情的五湖四海；
明天依然是阳光，
你看搭起堡垒的万众一心。
明天依然是阳光，
你看奋战一线的勇敢战士；
明天依然是阳光，
你看坚守光明的电亮使者；
明天依然是阳光，
你看镇定如山的胜利鼓舞；
明天依然是阳光，
你看风中飘扬的红色五星。

让我们与大自然
和睦相处 *41.*

以一种邪恶的、不智的、失节的和不洁的方式活着，就不仅是很坏地活着，而是在继续不断地死亡。

——〔古希腊〕德谟克利特

自我控制应当成为生活的基调。……美好的生活是由理性来指导的，并且紧紧地抓住崇高的理想。

——〔美〕莫里斯

⊶ 疫情链接

"疫情上报第一人"张继先：国家有机制，必须要上报

她是常年坚守在一线的呼吸科医生，是从抗击"非典"战斗中走出来的老将，是具有敏锐头脑的守望者，汇聚几种特质的她，是拉响新冠肺炎疫情警报的第一人。

她叫张继先，湖北省中西医结合医院呼吸与重症医学科主任，今年54岁。

2019年12月27日，张继先在医院接诊了两名患者，是附近小区的一对老夫妻。两人当时的症状很像流感——发烧、咳嗽、喘息，并做了肺部CT片检查。而就在前一天，医院还来了一个华南海鲜市场的商户，一样的发烧、咳嗽、喘息，一样的肺部表现。

当天，她就把这个情况向医院作了汇报，医院又上报给江汉区疾控中心。也是从这天起，张继先要求所有呼吸科医护人员戴口罩。

随后，她又嘱咐科室人员在网上订购了 30 套细帆布做的白色工作服，让大家穿在身上。

之后两天，医院门诊又收治了 3 名来自华南海鲜市场的患者。这些患者症状和肺部表现一致，只是轻重有区别，这个细节引起了张继先的注意，并向医院进行了第二次上报。29 日下午，院内专家对这些病例进行了讨论，随后再次向区、市、省级疾控处报告。之后，医院、疾控中心联动反应，流行病学调查随之启动。

后来，回想起最初的果断上报，张继先说："国家给我们的执业医师法里面就有上报不明原因传染病的机制，必须要上报。"（来源：央视网）

‖‖ 心灵的宽慰 ‖‖

从中国疾病控制中心发布的信息来看，这次新型冠状病毒肺炎与"非典"一样，都与野生动物存在很大的关系。17 年前"非典"给了我们特别的提醒："必须注意协调好与大自然的关系！"这场灾难，给人们更多的是反思。17 年以后，新冠肺炎疫情来了，范围更大，隔离的人更多，痛苦和恐惧更严重。

尽管 SARS 病毒究竟是从何而来，至今还是一个谜。但是已经有人认为，"非典"是大自然对人类的一次报复。当然，这种残酷的报复，已经不止一次了。譬如鼠疫、艾滋病、禽流感、口蹄疫、疯牛病……大自然的每一次报复都给人类造成重大的损失。当人类"战天斗地"的时候，有没有想过大自然的报复？当人类拼命吃野生动物的时候，有没有想过大自然的报复？许多人认为这次新型冠状病毒肺炎的肆虐也是大自然的报复？！

2003 年 4 月 16 日香港大学宣布破译"非典"病毒基因图谱并证实病毒来自野生动物之后，人们便一直怀疑"非典"与人类滥捕滥食野生动物有关。不少人猜想，SARS 是否是一些人吃果子狸带来的恶果呢？

是否是动物对人类的报复呢？现在，研究新型冠状病毒来源的信息很多，众说纷纭，很多目标是指向乱吃野生动物的。因此，少数国人必须改掉吃野生动物的恶习，国家应坚决取缔野生动物交易市场。

当年尽管SARS病毒出现的时间不长，但导致很多人的死亡，很多人被传染，致使成千上万的人惊慌失措，还给经济造成了严重的损失，当年传染病专家发出的警告言犹在耳："随着自然环境的不断破坏，SARS也许仅仅是开始。"今天新冠肺炎疫情的来临，不正说明了这个问题吗？难道我们还不能醒悟吗？难道我们还不立即行动起来建立我们的生态屏障吗？

面对大自然带给人类的灾难，我们不仅要深刻地反思，还要迅速地投入到与大自然和谐相处的各项工作中去。要正确地认识大自然，妥善地处理好与大自然的关系。要纠正人类凌驾于自然界之上为所欲为的错误思想。

必须戒掉吃野味的恶习。世上本无长生不老药，健康还是在日常饮食中。一个人的生命绝不是依靠补品或者野味来维持的。恰恰相反，盲目进补，不仅对身体不一定有益，反而有害。适当的进补是必需的，但不一定非要讲究什么时令，为进补而进补是保健的误区，总不能把补品当饭吃。尽管人参、甲鱼、鹿茸、灵芝等东西是上品，可是盲目进补可能贻害无穷。一个人只要注意日常饮食，其营养就能够得到基本的保证。吃得下、睡得好才是最关键的，何必非要吃什么补品或者野味，弄不好只会越补越糟。一个人吃不下、睡不好，再吃什么补品也是白搭。生活若能注意日常饮食，病魔则会远远地逃遁。

我们要痛改前非，善待大自然，善待生灵，善待环境。彻底改善自己的环境卫生状况，不再乱扔垃圾，不再随地吐痰，不再乱排放废水和污水，不再吃野生动物，不再乱砍伐森林，不再……人而好善，福虽未至，祸其远矣。疫情在蔓延，而我们能做的，只有保持善良，众志成城，团结一致去对抗。

愿疫情能够改变不文明的生活习惯，

给我们带来文明的进步。

愿疫情能够使人们意识到，

与大自然和平共处的重要性。

心灵处方

　　希望我们不要好了伤疤忘了痛，在付出惨烈代价后更要进行反思，每个公民都应当有强烈的环境保护意识。多问自己一个为什么？自己有没有意识到处理好与大自然关系的重要性？自己如何做到与大自然和谐共处。

健康小贴士

疫情期间，如何保护我们的孩子？

　　注意饮食安全：采用家庭分餐制，不与孩子共餐具、饮具，不亲吻孩子，不对孩子呼气、喘气；加强营养；注意食品卫生，肉蛋类食物烧熟煮透，不接触、购买和食用野生动物。

　　保证起居适宜：根据温度变化适当增减衣物，房间通风时，将孩子转移至另一房间以免受凉感冒；保持孩子规律的作息习惯，保证充足睡眠，适当运动，增强抵抗力。

　　关注个人卫生：教育、督促孩子养成良好卫生习惯：勤洗手、不乱摸、不吃手、不掏鼻孔、不揉眼睛。

　　开展居家清洁：每天应定时通风；保持室内环境整洁；经常触碰的遥控器、门把手等物品可用 100—250 毫克／升的含氯消毒剂擦拭消毒；孩子的玩具和学习、生活用品等可用酒精擦拭或放置在阳光下暴晒。

　　尽量减少外出：不带孩子走亲访友，更不能带孩子去人多空气流通不畅的场所；疫情期间免疫接种门诊将发放新的预约通知，请根据预约时间前往，前往时请尽量避免乘坐公共交通。

　　家长身体不适时，避免接触孩子：若家长出现发热、干咳、咽痛等症状时，请佩戴口罩，并适当隔离，避免与孩子接触，将孩子交由其他人员照顾。（来源：上海市儿童医院微信公众号）

要以科学的态度 看待新冠肺炎 42.

科学已经成为我们文明的一个不可缺少的和最重要的部分，而科学工作就意味着对文明的发展作出贡献。

—— [德] 玻恩

疫情链接

中国有力应对疫情获国际社会赞赏：武汉加油！中国加油！

对于中国为抗击新型冠状病毒感染的肺炎疫情所作出的努力，国际社会有目共睹。世界卫生组织、金砖国家等国际组织对中国的一系列举措表示高度赞赏。

世卫组织总干事谭德塞 2 月 12 日在日内瓦表示，中国在武汉及湖北各地区所采取的一系列防控措施，避免了让疫情在世界其他地区的大规模蔓延，确保了世界各国人民的安全，是一项"英勇的举措"，值得大家的肯定。他还表示，当前最重要的事，不是侮辱或攻击一个国家，而是团结一致打击共同的敌人。

金砖主席国俄罗斯 2 月 11 日发表主席声明，代表金砖国家对中国抗击疫情的努力表示支持。声明强调，金砖国家致力于本着负责和团结合作精神，共同努力尽快控制疫情。在应对疫情时应避免歧视、污名化和过度反应。（来源：中国日报网）

‖‖ 心灵的宽慰 ‖‖

大家不要惊慌失措，要用科学的态度看待新冠肺炎。太阳总会出来，花儿总会开。虽然目前疫情还未完全消失，还没有找到特别有效的药物，但我们坚信以国家的实力和人民的努力，我们一定会胜利的。疫情是可怕的，但是恐惧的心理更让人心慌，如果自己有科学的态度，那么就能减轻对疫情的恐惧。对新冠肺炎的无知和恐惧，确实比新冠肺炎本身还可怕。新冠肺炎不但在一定程度上影响了我们的生活，而且好多人还得了"病毒综合征"。一些人还没等到病毒的真正入侵，自己的心理防线就已经崩溃了，譬如有久咳不愈的疑似患者跳楼自杀……虽然到目前为止还没有找到有效防治新冠肺炎的方法，但是自身良好的心态，才是目前最好的预防武器。专家认为，抗击新冠肺炎关键在提高自身的免疫力，而恐惧心理会降低自身的免疫力，沦为新冠肺炎病毒的首选对象。当年"非典"时人们也极度恐惧，许多医学专家宽慰大家，不要恐惧，不要惊慌，要提高自己的免疫力。

心理因素对防治新冠肺炎非常关键，因为心理因素对人体细胞的活性和免疫力有非常直接的影响。用科学的知识武装自己的头脑，用科学的态度来冷静对待新冠肺炎，自己就能够在日常的学习、工作和生活中，努力做到"保证充足睡眠、均衡饮食营养、空气通畅新鲜、心情轻松愉快"，使自己远离病毒的威胁。

用科学的态度来看新闻中的疫情报道，不要盲目地分析疫情数字，无论是确诊的数字，还是疑似的数字，否则只会引起自己不必要的恐慌。正如"非典"时期有专家分析所讲的："每天报告的确诊数字，一方面是指当日新收治确诊的病人，还有一个就是对过去被判断是疑似，今天确诊了的患者，两个加在一起就构成当日新收治确诊的数字。所以今天的 98 例，从表面上看比昨天高，但是数字中最有价值的数字是当日新收治、新确诊的病人——5 月 4 日 10 时至 5 月 5 日 10 时由疑似病例转为确诊的是 58 例，新增病人是 40 例。40 例新增确诊是可喜的现象，说明我们已经把很多传染源管理起来了，这对控制疾病的传播扩散有很好的效果。"现在有更科学的方法去统计、去分析新冠肺炎的疫情数字。所以说，我们一定要用科学的态度去认识疫情，既不能自己盲目猜想，也不能听信别人的胡说八道。

愿科学的思想和方法，

能够帮助人们战胜新冠肺炎，

使大家不再恐惧、痛苦和烦恼，

并且能够心平气和地生活。

> **心灵处方**
>
> 愚昧无知是痛苦的祸根，盲目轻信是悔恨的毒药。放下骄傲的架子，虚心地多学习一点东西，用科学的知识武装自己的大脑。学习永远没有够的时候，趁着空闲的机会，自己多多学习为好。

健康小贴士

一般人群防治新冠肺炎吃什么好？

食物多样，谷类为主。每天的膳食应有谷薯类、蔬菜水果类、肉禽鱼蛋奶类、大豆坚果类等食物，注意选择全谷类、杂豆类和薯类。

多吃蔬果、牛奶类、大豆。做到餐餐有蔬菜，天天吃水果。多选深色蔬果，不以果汁代替鲜果。吃各种各样的奶及其制品，特别是酸奶，相当于每天液态奶300克。经常吃豆制品，适量吃坚果。

适量吃鱼、禽、蛋、瘦肉。鱼、禽、蛋和瘦肉。摄入要适量，少吃肥肉、烟熏和腌制肉制品。坚决杜绝食用野生动物。

少盐少油，控糖限酒。清淡饮食，少吃高盐和油炸食品。足量饮水，成年人每天7—8杯（1500—1700毫升），提倡饮用白开水和茶水；不喝或少喝含糖饮料。成人如饮酒，男性一天饮用酒的酒精量不超过25克，女性不超过15克。

吃动平衡，健康体重。在家也要天天运动、保持健康体重。食不过量，不暴饮暴食，控制总能量摄入，保持能量平衡。减少久坐时间，每小时起来动一动。

杜绝浪费，兴新"食尚"。珍惜食物，按需备餐，提倡分餐和使用公筷、公勺。选择新鲜、安全的食物和适宜的烹调方式。学会阅读食品标签，合理选择食品。

（来源：国家卫健委）

别用绝望的声音
与疫情对话 43.

　　逆境要么使人变得更加伟大，要么使人变得非常渺小，困难从不会让人保持原样的。

——［美］诺曼·文森特·皮尔

◦ 疫情链接

身患渐冻症连穿防护服都无法完成　仍率队"硬扛"
请记住他的名字：张定宇

　　新冠肺炎疫情发生以来，武汉的医院受到人们广泛关注，武汉最大的专科传染病医院金银潭医院更是如此。除了疫情本身，身患渐冻症，拖着一双跛脚连续 30 多天奔走在抗疫第一线的院长张定宇，也牵动了很多人的心。

　　2019 年 12 月 29 日，来自华南海鲜市场的首批 7 名不明原因肺炎患者，转入金银潭医院。4 天后，金银潭医院正式开辟专门的病区，接诊类似病患。

　　面对这次肺炎疫情，张定宇的处理很"硬核"，面对自己的身体，他也一样。2017 年，张定宇经过一系列检查被确诊患上运动神经元病，也就是人们常说的"渐冻症"。这是一种罕见的绝症，目前无药可救。患者通常会因为肌肉萎缩而逐渐失去行动能力，就像被慢慢冻住一样，最后呼吸衰竭而失去生命。他一直对别人隐瞒自己的病情。

　　在驰援部队到来之前，张定宇带领金银潭医院 600 多名医护人员没有节假日，不分白天黑夜，硬扛了 20 多天。他自己更是每天凌晨 2 时躺下，4 时又得重新爬起来，处理各种突发事件。（来源：环球网）

‖‖ 心灵的宽慰 ‖‖

对自己的生命负责，不要遇到点挫折就轻生，或者遭遇点打击就绝望。如果自己的心理灌满忧愁，让生命之树任风吹雨打，那么这样的脆弱让人无言以对，这样的轻生实在让人轻视。挫折只是对生活的挑战，打击仅是生命乐章的前奏。灾难也是人生的一种考验，自己珍惜生命、善待生命，也会明白为什么能够健康的真谛。自己的心态越好，健康的指数就越大，生命的质量就越高。大自然既然经常带给人世间不同程度的灾害，那么面对这样的无情伤害，我们就不要做一个弱者，而应做一个强者。因为弱者只能让自己备受欺侮。所以，在灾难来临时，自己一定要坚强。

我们不得不承认"非典"和新冠肺炎等疫情的杀伤性，然而，我们会不会在这个"杀手"没向我们举刀之前，自己就绝望地自杀了呢？有的，有这般的懦弱表现。

历史虽然已经过去，但是现在来看，还是有教育意义的。当年，有新闻报道说，香港一女士因怀疑自己得了"非典"而跳楼自杀。

在灾难面前表现绝望的人，往往多是那些为活着而活着，并且心胸特别狭窄的人。一个豁达、开朗、乐观的人，不论在什么情况下，都不会发出绝望的声音，命运也就会对他们格外厚爱。

有一年"五四"青年节前夕，中央电视台将张海迪同志请到了《艺术人生》栏目进行专访，我们又看到久违了的张海迪，一个曾被医生判过死刑的英雄，现在仍带着灿烂的笑容坐在我们面前。

多年前，张海迪这位高位截瘫的残疾人就被医生断言，她活不过 27 岁。张海迪的生命，仅仅是为了那一次次残酷的手术而活着吗？那样的生命，又有多少光泽呢？当命运扼紧张海迪咽喉的时候，她还是个充满朝气的青年，她正是用坚强的意志和对生命的热爱赢得了"时代先锋，青年楷模"的称号。

主持人朱军问张海迪有关快乐的话题，张海迪回答："在病痛中从来没有一件让我真正快乐的事。"她做过5次大手术，每次都是在无以言表的疼痛中度过的。特别是她鼻子上的皮肤癌是在没有麻醉的情况下实施手术的，她清晰地感觉到刀把自己的皮肤划开，针从自己皮肤穿过又缝合，这种疼痛真是常人难以想象的。她回忆：当第一次听说自己得了癌症，她甚至感到欣喜，因为自己终于可以解脱了。张海迪说："我最大的快乐是死亡。"是的，她有理由绝望，因为生命的滋味对于她来说，真的是太痛苦了。但是，她却顽强地活了下来。就在演播现场，朱军又问她："你这样坐着会不会很难受？"张海迪回答："是的，非常难受。"常年坐着，张海迪患有大面积褥疮，骨头都露出来了，可是，她依然用笔写作和画画，用她健康的灵魂来谱写生命的赞歌。就在来演播室之前，张海迪还特意买了一件新衣服，她说："我很痛苦，但是我一样可以让别人感觉快乐。"

张海迪在回答大家提出的关于"如果"的问题时说："如果我是一个健康人的话，我想试试跳舞。这就是我内心深处一个最大的愿望。虽然我这么多年没有跳过舞，但是我一直没有停止生命的舞蹈，我想生命的舞蹈可能比现实的舞蹈更美丽。"张海迪的生命如诗，时时洋溢着对生命的热爱。

朋友，你从张海迪身上学到了什么东西？

愿绝望离开我们的心田，

让希望之花开满春天；

愿疫情早日被控制和消灭，

让人们更加坚定对生命的热爱。

痛不欲生是最大的愚蠢，人生再苦也要顽强地活下去。用自杀的方式来解脱苦难，是一种懦夫的行为。死往往是容易的，而在痛苦中活下来却是艰难的。那需要不同寻常的勇气。

能量加油站

歌曲《唯一的可能》

词：李发红　演唱：李发红

那天　你微笑对她（他）说
抱歉　不能陪伴在你身边
祖国召唤你
送别的人　双眼饱含泪滴
心里纵不舍你离去
你逆风而行

在那瞬间　没有第二个可能
跟随召唤　向战场汇聚
百万列车　划破寂静的黑夜
白衣战士　往荆楚大地
挥别背影
心中为你祈福万遍
唯愿你
无忧无惧　有人补给你所缺
疲惫寒冷　照顾好自己

来不及停歇　你奔赴战场
用生命守护着生命
你不以为然
冻红的指尖　你屏住呼吸
冷涩的空气里充满你坚强勇气

在那瞬间　没有第二个可能
坚持到底　为最后胜利

百万战场　汇聚亿万人之力

与子同袍　前线我同去

中华大地
决不允许疫情肆虐
共呼吸
南山之下　你我翘首以听令
红日升起
待下个天明

在那瞬间　只有唯一的可能
坚持到底
为最后胜利

百万战场
汇聚亿万人之力
与子同袍
前线我同去

每寸土地
我们心之爱之所依
共命运
你若呼唤
我必倾尽我所能
樱花盛开
待雀鸟欢鸣
樱花盛开
你平安归来

（注：由复旦大学附属华山医院感染科倾力制作，改编自歌曲《一百万个可能》，是献给奋战在武汉前线的白衣战士的一曲祝福，期盼他们早日平安归来。）

善待生命就能消除对死亡的恐惧

44.

众生互相传递着生命，正如赛跑的人一般，互相传递着生命的火把。

——［古罗马］卢克莱修

疫情链接

网民点赞"中国组织力"

新冠肺炎疫情爆发以来，数以万计的医务工作者奔赴湖北，工地建设者不舍昼夜，行政执法部门严格防范，基层工作者摸排检查，14亿人按要求自我防护……政府本着对人民生命安全和身体健康高度负责的态度，采取了前所未有的防控与救治措施，誓言坚决打赢疫情阻击战。境内外网民纷纷点赞"中国组织力"，高度评价我国集中力量办大事的制度优势、把百姓健康安危放首位的执政理念、全民齐心群防群控的团结精神。"只有中国可以"成为海内外社交平台的超高频留言。

不少网民表示，新冠肺炎疫情让人看到一个负责任大国号召力和执行力的同时，也让人看到民众响应党和政府号召、听从疫情防控安排、14亿人民齐心构筑起群防群治的严密防线。"试问哪个大国能做到？一个号召，春节全民不出门！振臂一呼，成千上万医务人员奔赴同一座城市！一声动员，几天建一所医院！"国际舆论赞叹："每当中国面临威胁，其战胜困难的决心就能克服几乎一切阻碍。"

（来源：人民网）

▐▌▌ 心灵的宽慰 ▐▌▌

尽管新冠肺炎重症是致命的，尽管一个人的生命是脆弱的，可是我们一定要善待生命，让自己远离死亡魔鬼的威胁。

如果有人放大话，说自己不怕新型冠状病毒，就是不怕死！那么人们会以为这个人精神有问题，因为这样的话对自己、对社会都是极端的不负责任。只有敬畏自己生命的人，才会善待自己的生命，才能够彻底消除对死亡的恐惧。生命只有一次，谁都不能践踏生命。既然自己来到世上，就要对自己负责，对自己的家人负责，还要对国家负责。一个不负责的人，是不可能理智地善待自己的生命，也不可能感悟生命的真谛，更不可能为社会作出应有的贡献。拿"死"作为筹码来吹牛，是一种轻浮、一种懦弱，更是一种愚昧。

我们要真诚地感谢白衣天使，她们最懂得生命的价值和意义，她们不但善待自己的生命，而且善待他人的生命，以勇敢的精神克服对死亡的恐惧，不顾个人的安危，英勇地在抗击新冠肺炎的第一线，挽回了多少新冠肺炎病人的生命，这才是真正的英雄！难道她们不珍惜自己的生命吗？难道她们不知道死亡的危险吗？难道她们不恐惧可怕的病毒吗？她们也是有血有肉的人，她们也有自己的亲人和朋友，她们中的许多人受过高等教育，有的甚至还在海外留过学，她们最清楚新冠肺炎病毒的危险，她们最了解生命与死亡的过程，她们最理解病人痛苦的叫喊，但是，当祖国出现危难的时候，当病人受苦的时候，她们会义无反顾地冲上去，用自己的血肉之躯和自己的坚定意志勇敢筑起抗击新冠肺炎病毒的钢铁防线。

有一个康复出院的病人，动情地打电话告诉他的朋友："当得知自己被传染上时，万念俱灰，认为一切都完了，想自杀的心都有。可让人一辈子难忘的是，医务人员鼓励了我，安慰了我，认为只要自己有信心，并积极配合医院治疗，是一定能够战胜死亡威胁的。她们希望我想开一点，要善待自己的生命，要消除对死亡的恐惧心理。人的生命力是很顽强的，只要自己不绝望，一定会有奇迹发生。从那以后，我就彻底想开了，我认为，要死也要死得光荣，不能这么窝囊地、愚蠢地活着，更何况医生还没有对我下达病危通知书，我为什么要这么轻易地放弃自己的生命呢？从那以后，我就乐观多了，主动配合医院的治疗。这不，自己不久就康复了。通过这次灾难对生命的无情拷问，我更加感悟到活着不容易，自己一定要好好地活着。"

愿大家都要善待自己的生命，

多做些对社会有意义的事情。

愿大家即使在危难的时候，

也不能放弃对生命的承诺。

> **心灵处方**
>
> 活着尽管是不容易的，甚至是苦难的，死亡尽管是十分简单的，但是我们必须善待自己的生命，热爱自己的生命。因为这是一种责任，更是一种承诺。

健康小贴士

新冠肺炎是否存在母婴传播？戴了手套就不用洗手？

1. 新冠肺炎是否存在母婴垂直感染传播的途径？

答：客观来说，目前这个数据还不充分，因为分娩过程中产妇的分泌物等会和新生儿有接触，初步判断新生儿接触感染的可能性更大，这部分还需要进一步的研究。

2. 出门戴手套是不是就不用洗手了？

答：无论是否戴手套，都要坚持洗手。这样才能够减少由于手污染造成的接触传播。

3. 普通人口罩不够了，能不能重复使用，能不能洗洗再用？

答：对于普通大众来说，戴普通医用口罩就可以了，没必要非得戴 N95 口罩。我们不主张用微波炉对口罩进行消毒。（来源：新华网）

不盲目、不盲从
恐慌比病毒更可怕

45.

> 对于一艘盲目航行的船来说，所有方向的风都是逆风。
>
> ——［美］赫伯特

疫情链接

抗疫英雄谱"点亮"新偶像

"站着站着，你就睡着了；看着看着，我就哭了。"这句话饱含着网民们对冲锋在抗疫一线英雄们的深情。连日来，一线抗疫人员牢牢把自己"钉"在各条战线上，共同筑起一道"防护网"，书写了一个个感人至深的战"疫"故事。

这些抗疫英雄来自不同的职业，他们用自己的牺牲精神和奉献精神成为群众赞美的新偶像。人们信任他们，感激他们，赞美他们。

此次抗疫中，许多专家在网络上走红，既丰富了"网红"二字的内涵，也体现了人们对科学的尊崇。钟南山被网民称为"超级偶像"，华山医院感染科主任张文宏一句"一线岗位换成共产党员"圈粉无数。还有一批又一批医疗工作者前赴后继向疫情"重灾区"冲锋，脸上被口罩勒出血痕。还有广大基层干部入户排查、严防死守，舍小家顾大家，无私奉献。

这些都是最美的"风景"。人们纷纷在网上点赞，自发给他们寄送物资，连姓名也不愿留下。很多地方，志愿者主动照顾起医疗队员的家人，用一个个"暖心包"给他们送去食物和生活用品。一场全民战"疫"让人们认清楚，偶像就在我们身边，就在我们最需要的地方。

疫病无情，人有情。这是一场没有硝烟的战斗，却检验出了众多从业者的成色，也锤炼着这个时代的偶像观。人们更加崇拜奉献者，并用一个个务实的善举加以呼应。

相信在这场抗疫阻击战中，会有更多新的偶像涌现出来。相信经过这次淬火的锤炼，人们的偶像观会更加成熟，会更有营养地哺育年轻一代成长。（来源：新华社）

‖‖ 心灵的宽慰 ‖‖

人们没有想到电影与现实是那么相似。刘慈欣在《流浪地球》里说："最初，没有人在意这场灾难，这不过是一场山火，一次旱灾，一个物种的灭绝，一座城市的消失。直到这场灾难与每个人息息相关。"

最早发生在武汉的新冠肺炎，现在与每个人息息相关，也让这个春节长假变得格外漫长与难熬。

恐慌下千万别没病再去找病。近来，一些医院的医生为不少人进行了耐心的咨询。咨询中发现，现在有的还在隔离，有的已经复工，但有个共同现象，都是忍不住一天洗手上百回，不戴口罩不出门，到处打听哪些药可以预防，或者每天吓得连家门都不敢出，而且一天要测好几遍体温，还总觉得自己发烧、胸闷，症状与新冠肺炎病人相同。

有医学专家介绍，"突然出现的疫情使人们情绪紧张。适度紧张，如增加洗手次数、减少社交活动等都属正常心理反应，有助于预防疾病。但过度紧张和恐惧会导致强迫心理和忧郁情绪，在这种心理影响下，人会出现注意力不集中，易发生车祸等意外事故。由于认知能力下降，对社会传言的辨别能力也随之减弱，更易听信各种谣言。特别值得一提的是，过度焦虑会引起人的免疫力下降，更易导致血压升高、发烧感冒、内分泌紊乱等症状。从这个角度来看，肌体抵御瘟疫的能力下降，更易染病。"

前一阶段陆续有人推出预防瘟疫的中药配方，提供给大家选用，有效地起到了预防作用，出发点是好的，但是采用时也要小心一点。由于每个人的具体情况不同，应具体分析，对症下药，否则非但不能起到预期的预防作用，反而发生腹泻等不良反应。专家建议，应根据季节、气候、工作环境和自身身体状况选择合适的预防药品。保持良好的心态和掌握安全用药方法，肯定可以战胜瘟疫。如果有什么疑问，应打电话咨询。

在"非典"时期，《北京晨报》曾刊登过关于提醒人们防治"非典"的相关信息："早发现，早报告，早隔离，早治疗。非典型肺炎是通过近距离空气飞沫和亲密接触而传播的呼吸道急性传染病。潜伏期为2—21天，大多数人感染4—5天后发病。其症状为以发热为首要症状，伴有头痛、关节酸痛和全身酸痛、乏力。呼吸道症状明显，如干咳等。部分病人痰偶有血丝，出现呼吸加速、气促等呼吸道症状，极个别病人出现呼吸衰竭，如诊治不及时可导致死亡。"现在的新闻媒体应更加积极主动，正确宣传科学的防范知识。虽然，有好多人每天最重要的事情还是给自己测量体温，可有的人一旦发现自己的体温上升了，就害怕得要命，也不管是否是新冠肺炎的真正症状，真是谈发烧色变。当然，我们要感谢相关媒体的宣传报道，它们是抗新冠肺炎的"及时雨"，因为这些宣传既有助于人们掌握关于新冠肺炎的科学知识，对新冠肺炎的症状有了正确的认识，又消除了人们不必要的精神恐慌。

愿每个人都能保持镇定，
在乐观的心态下面对疫情。
愿权威、科学的资讯能粉碎所有的谣言，
让每一个人都安心、安全。

心灵处方

盲目、盲从比什么都可怕，因为它会使一个人丧失理智，而冷静沉着能够使自己临危不惧。应该相信自己的免疫力，应该相信科学技术的力量，应该相信强大的祖国是有力量和办法应对灾难的。

健康小贴士

9个错误动作增加你感染病毒的风险

错误动作一：没有洗手就戴口罩。出门前的一系列步骤都会让你的手上沾染病菌、细菌，而这个时候如果你不小心接触了口罩的内侧，可能使细菌或病毒接触口鼻，所以最好的顺序是在准备妥当后洗手再戴口罩。

错误动作二：未洗手开始办公。在上班路上，你的手已经接触到的公共设施，包括地铁里自动扶梯的扶手、公交车上的拉环、办公室的门把手、电梯按钮等，都是病毒、细菌很好的藏匿处。到达工位后应先洗手。

错误动作三：带手机上厕所。洗手间属于藏污纳垢的公共场所，手机可能通过手或其他表面被污染，得养成定期对手机消毒的习惯。

错误动作四：饭前不洗手。吃饭前不洗手，可能将手上的细菌和病毒直接吃进肚子里。口腔和喉咙黏膜都是呼吸道飞沫感染的重要部位。

错误动作五：随手放口罩。随手存放口罩可能导致口罩的内侧受到污染，而口罩外侧如果已经被污染也同样会污染触及的物品。为了避免不经意地摸嘴鼻，请务必摘下口罩后立即洗手。

错误动作六：摘口罩后未洗手。使用过的口罩表面往往存有细菌和病毒，触碰过的手会沾染上。特别是很多人摘取口罩后，会有不自觉地摸脸的动作，更是增加了风险。

错误动作七：未洗手就揉眼睛。如果手上会有细菌或病毒，揉眼睛可能造成结膜感染。应该随身携带消毒湿巾或免洗洗手液，洗完手再擦眼睛才安全。当然要改掉揉眼睛的坏习惯才是最好的方法。

错误动作八：摸口罩内侧和外侧。使用过的口罩表面往往存在细菌和病毒，若是不洗手，则起不到防护作用。摸过外侧，应及时洗手。没有清洁的手碰到内侧，要考虑丢弃口罩。

错误动作九：用手捂嘴咳嗽、打喷嚏。病毒或细菌会搭着唾液扩散，特别是你的手，接下来你的手摸到的地方都会被污染。应用纸巾或手肘将口鼻遮住，用过的纸巾应扔进封闭的垃圾桶里，咳嗽或打喷嚏后要洗手。（来源：丁香医生）

自强者 天助也 46.

天行健，君子以自强不息。

——《周易》

世界上只有自强者才能生存。

——［印度］尼拉腊

疫情链接

中国有难，虽远必应！全球华侨华人暖流汇海

在全球支持中国抗击疫情之际，有这样一个群体，第一时间冲到最前线。

他们是全球各地的华侨华人以及身处海外的中国学者学生、中国企业和机构的驻外人员。美国、俄罗斯、英国、日本、肯尼亚、喀麦隆、韩国、印度、越南、柬埔寨、孟加拉国……横跨一个又一个时区，贯穿一个又一个 24 小时，参与的组织和个人难以尽数，感人细节难以尽录。

从募集物资到跨洋对接，海外华人在整个援助链条上可谓群策群力、各显神通。

不少人凭借互联网技术和社交媒体平台的便利收到令人称奇的高效。

记者在美国马里兰州一个华侨华人自发捐赠平台的活动现场看到，志愿者正在对照经过武汉方面确认的"合格捐赠物资型号清单"，

分拣一箱箱医用护目镜、防护服、N95口罩、医用口罩、无菌手套等物资。

德国华侨华人设立以驰援中国为主题的微信群，为捐赠者答疑解惑，通报进展；组织翻译团队，求证和翻译物资型号、标准等。

一条日本直飞武汉的援助物资运输链，在两国志愿者共同努力下搭建起来。有的华侨华人企业迅速找到物资，有的免费贡献自家仓储，有的航空公司全免费用，还有日本合作伙伴协助清关……

无论出人、出资、出物、出策，这都是爱心，是暖流。

"故园千里隔，休戚总相关。"中国侨联副主席朱奕龙在接受采访时如是说。

在英国攻读博士的夏俊斐说，海外学子离家越远，思乡之情就越浓，身边的中国学者、学生都密切关注国内情况，不少人联系他，想要通过种种形式尽一份力。（来源：新华社）

▐▏▏ 心灵的宽慰 ▕▕▐

自强是福，"让我们不堪其忧的事情经常会发生，不是这个灾难，就是那个疾病，使我们整天人心惶惶。但是，日子再艰难，我们也要坚强地活下去，因为只有自信才有自强"。

自强是一种气质，更是一种精神。有了自强，一个人什么时候都会表现得十分坚强，表现得非常自信。于是，无论平常的日子，还是在灾难来临的时候，自己都能够镇定自若。

自强多福，自己拯救自己。人当自强，自强自立是人生的根本。自立者，天助之。

丧失自我，苦海无边，自己就逐渐沦为不可救药的懦夫。有益的帮助多来源于自身，而如果自己拯救自己，那么就会幸福无比。拥有自立精神的人，往往会成为坚韧不拔的人。

何必让别人驾驭自己的生命，把时间全部浪费在恐惧和无奈上，使自己依赖的需求无休止地扩张。何必让自己"无助"的把戏到处拙劣地上演，把自己欣赏的喜悦默默地淡化，让莫名的灾难威吓磨灭自己生存的勇气。别让生活无助的厄运充满自己整个生命的旅程。

一个人若能自重，才会赢得他人的尊重。自己珍重自己的人，别人才会看重自己；自己作践自己，别人也会看轻自己。如果一个人连自己都不能珍重，却希望别人来尊重自己，这是不可能的。一个总是作践自己的人，却总是抱怨别人瞧不起自己，这只能是自作自受。自重才会自强，自强才会有自尊。自暴自弃，等于彻底地自我否定，这种人最容易被别人瞧不起。

一个人再身处逆境，也要学会自爱自重，绝不能破罐子破摔。不自重最严重的一种表现就是面对疫情临阵脱逃，一个人心里有了恐惧，则必然缺少做人的骨气，谁会看重一个没有自信、没有勇气、没有自强的人呢？一个勇敢的人，一个充满信心的人，虽然身处逆境，但是也能够自强自立，勇敢地战胜灾难，就能完全赢得别人的尊敬。

如果自己都害怕疫情，那么谁会来帮助自己呢？谁会来拯救自己呢？自己必须明白，自强是生命中的一个重要的组成部分，无论什么时候自己都要勇敢地去迎接疾病痛苦的挑战，要勇于医治疾病的痛苦，并且去化解疾病的痛苦。

救助只有在自强的人身上才会发挥神奇的作用。譬如一个受疾病折磨的危重病人，如果他自己能够自强自信，有强烈的求生欲，医生的治疗才会有明显的效果，才会有很大的可能去摆脱死亡魔鬼的追逐。如果一个人心如死灰，自己已经丧失了对生命的信心，那么医生的治疗是不会有明显效果的。因为他没有自强自信的支撑，其心灵已经死亡，所以外界的救助是没有一点作用的。

愿自强自信的力量永存心田，

因为只有自己才能拯救自己。

从来自强多幸福，自信多幸运，

别让自己的命运随风飘荡。

心灵处方

　　有信心，则自强。如果没有自信作为基础，没有自强作为根本，那么人生将是非常悲惨的。有自信人生才会自强；有自强，人生才会散发光彩。于是，自己就能化险为夷，在灾难面前从容应对。

健康小贴士

新冠肺炎病毒面前，你的"菜篮子"安全吗？

　　对于民众担心的蔬菜、水果和肉类可能被病毒污染的问题，专家表示，从理论上来说，如果病毒通过飞沫、直接接触，传播到蔬菜、肉类和水果上，病毒能存活一定时间，但最长不会超过48小时。鉴于采购的食物上也有可能被污染上病毒，我们建议在购买水果和蔬菜时，以及后期处理方面都要做好以下防范工作。

　　1. 选购注意事项。

　　在超市购买食材时，由于人多杂乱，感染者有可能将病毒传播到蔬菜、水果和肉类食物上。因此，在选购时最好不要直接用手拿，建议将超市的购物小袋套在手上抓取。建议减少去超市的购买次数，一次购买多点的量。

　　2. 如果病毒最长不会超过48小时，是不是需要放置一段时间再吃更好？

　　专家建议，买好蔬菜、水果和肉类后，回家应先用流水进行清洗。但新鲜蔬菜、水果不要放置太久再吃，暂时不食用的肉类要冷藏、冷冻，因为如果放置时间过长，可能变质滋生大量细菌，吃了之后反而对身体不好。

　　3. 尽量不吃生食。

　　专家强调，不要生食，不建议大家吃凉拌菜等生食。蔬菜、肉类应炒熟吃，处理生食和熟食的切菜板及刀具要分开。病毒在温度56℃状态下30分钟内就能被杀死，而炒菜时温度能达到100℃甚至更高。水果最好削皮后再吃。

（作者：静静　来源：网易科技《态℃》栏目组）

珍惜时间
能让生命更灿烂 47.

谁哀叹时间的流逝，谁就是绝顶聪明的人。

——［意大利］但丁

人若把一生的光阴虚度，便是抛下黄金未买一物。

——［波斯］萨迪

⌐○ 疫情链接

外交部回应多国青少年为中国加油：疫情无情人有情

针对连日来一些外国青少年以不同方式为中国抗击新冠肺炎疫情加油鼓劲，外交部发言人耿爽 13 日表示：疫情无情人有情，患难时刻见真情，在世界人民的理解支持之下，中国人民一定能够取得抗击疫情的最终胜利。

在当日举行的网上例行记者会上，有记者问：近日，意大利那不勒斯市青年人发起"拥抱中国人"的快闪活动，很多民众参与其中，呼吁人们抵制歧视；东京街头一名身穿中国旗袍的日本女孩号召民众为武汉捐款，并表示"可怕的是病毒，不是中国"。这些视频在社交媒体平台上有超大量的浏览。请问发言人是否看过？如何评价各国民众特别是青少年的这些倡议和举动？

耿爽说，一段时间以来，联合国秘书长、世界卫生组织总干事等国际机构负责人和多国政要都公开呼吁，应对新冠肺炎疫情应避免歧视、污名化和过度反应。很多国家的民众特别是青少年通过自发的举动呼唤良知与正义，抵制偏见与不公，传递信心与力量，对中国人民的抗疫斗争给予了道义上的声援和精神上的支持。

"我们坚信，真善终将克服隔膜，关爱终将战胜恐慌，在世界人民的理解支持之下，中国人民一定能够取得抗击疫情的最终胜利。让我们一起加油！"耿爽说。（来源：新华社）

‖‖ 心灵的宽慰 ‖‖

不知不觉，新冠肺炎疫情发生有一段时间了。如果我们今天除了恐惧外什么都不做，那么明天怎么办？生命不可能总是快快乐乐的，过去是"非典"灾难，今天是新冠肺炎疫情。如果今天是灾难的日子，是否要等到明天没有灾难的时候再去行动？"明日复明日，明日何其多！日日待明日，万事成蹉跎。世人皆被明日累，明日无穷老将至。晨昏滚滚水东流，今古悠悠日西坠。百年明日能几何？请君听我明日歌。"

朱自清的散文《匆匆》用细腻的语言、诙谐的句子提醒我们，时间如何在不经意间溜掉的。"燕子去了，有再来的时候；杨柳枯了，有再青的时候；桃花谢了，有再开的时候。但是，聪明的，你告诉我，我们的日子为什么一去不复返呢？——是有人偷了他们罢：那是谁？又藏在何处呢？是他们自己逃走了罢：现在又到了哪里呢？"我们一次次撕下月份牌的那张纸，我们的生命也就流失了一天天。我们曾试图伸手竭力挽留，时间就是那么无情地拂袖而去。直至生命即将终结，我们仍奋力呼喊："再给我一点时间！"生命的遗憾，就在于我们没有留下任何光彩的东西。

苏联作家奥斯特洛夫斯基写的一本世界名著《钢铁是怎样炼成的》，可谓家喻户晓。他塑造的主人公保尔·柯察金这个名字曾经享誉世界，被视为青年学习的楷模。战争年代，保尔·柯察金积极投身保卫苏维埃政权的伟大斗争，他认为：一个人只有把自己和祖国联系在一起时，才会创造奇迹。保尔用他对生活的无限热爱和无私的奉献精神，实践了他的人生格言："人最宝贵的东西是生命，生命对于每个人只有一次。人的一生应该这样度过：当他回首往事的时候，不因虚度年华而悔恨，也不因碌碌无为而羞愧。"这样，在临死的时候，他就能够说："我的整个生命和全部精力，都献给了世界上最壮丽的事业——为人类的解放而斗争。"这是保尔战斗一生的真实写照，也是他革命乐观主义精神的深刻概括。保尔的形象直到今天仍然闪耀着不可泯灭的思想光辉。

现在虽然经济发展了，人民生活水平达到小康了，生活丰富多彩了，但是我们不能够消极地去消磨时间。看一看有些人其三分之一的时间是怎样消磨的呢？工作一天了，要消遣。于是，你去了咖啡屋、歌舞厅、娱乐场等地方。浓情小调，歌舞升平，逍逍遥遥，"三分之一"如纸屑，飘落在晚风之中。工作辛苦了，我累了，于是，你沉醉在梦里，"三分之一"如流星滑落在不知名的岁月中。正应了诗人华兹华斯那句："尘世耗用我们的时间太多了，夙兴夜寐，赚钱挥霍，把我们的精力都浪费掉了。"

或许在新冠肺炎侵扰我们生命的一刹那，让我们思考生命意义的课题，多少名人或者哲人都这样认为：人生是一个过程，生命是一种体验，人生的意义不在于我们占有而在于感悟。人只顾衣食饱暖而不顾真善美的心灵追求，无论给其多少时间，他不过是一具行尸走肉，没有任何生命的价值。

愿大家通过灾难能够更加珍惜时间，

因为珍惜时间就是珍惜自己的生命。

愿大家在有生之年多做些有益的事情，

别让人生留下太多的遗憾和叹息。

> **心灵处方**
>
> 今天是痛苦的日子，我们也要过好；今天是灾难的日子，我们更应该过好。经常要扪心自问，在过去的一天里自己做了什么事情，学到了什么知识，思考了什么问题，感悟了什么东西。在这唯一的一生中，自己千万不能虚度。

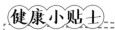

寒潮能否"冻死"新冠病毒？

强冷空气来袭，遇上新冠肺炎疫情，我们该如何防控？据从事冠状病毒研究的华中科技大学同济医学院李岩教授介绍，不要指望寒潮能"冻死"新冠病毒，个人防护不仅不能减少，反而还要升级，房间要定时、定点通风。

1. 寒潮低温天气对疫情防控、消灭病毒会带来什么样的影响？

答：传染病的流行会受到自然因素和社会因素的显著影响。气候变化是自然因素中的重要因素之一。总体来说，寒潮、低温等气候变化对疫情防控是不利的。病毒耐冷不耐热，低温使得病毒存活的时间延长，更容易导致其传播。

2. 民间所说的瑞雪兆丰年，下雪对消灭病菌是有好处的，是否适用于新冠病毒？

答："瑞雪兆丰年"强调的是下场大雪后，低温会杀死农作物的虫害，从而有利于农作物的生长。低温在一定程度上可以杀灭多细胞生命体的害虫，但是对单细胞的细菌或者无细胞结构的病毒，在低温情况下反而存活更久，在条件适宜的情况下进入人体后依然可以致病！

3. 历史上特殊天气对控制疫情产生过什么作用？

答：就流行病学观察，冬、春季是流感等呼吸道传染病的高发期，2002—2003 年"非典"以及如今的新冠肺炎均起始于寒冷季节！这种现象可能与低温有利于病毒存活有关；艳阳高照，其中的紫外线可能会加速病毒的死亡。"非典"到次年 5 月份差不多就被控制住了，环境因素在其中可能有部分作用。但目前，新冠病毒的致病性与之有显著不同，比如有隐性感染且有传染性，环境因素的作用究竟有多大，尚待进一步观察。但是无论如何，控制疫情还需要所有人共同努力与配合，遵循科学的公共卫生防护措施，及时阻断疫情传播途径，才能尽早控制疫情。

4. 寒潮天气来了，在疫情防控方面，还有哪些需要注意的地方？

答：面对寒潮天气，普通市民需要加强自身保暖，尤其是有呼吸系统和心血管系统基础疾病的市民，避免因受寒而导致机体免疫力下降，从而更易感染病毒；其次仍然要坚持居家隔离少外出。市民要做好保暖，保证营养，增强自身体质和免疫力。另外，低温极端天气，普通居民居家防护、保暖时，房间容易处于密闭状态，特别要注意做好房间定时、定点通风。室内通风可以改成多次、短时间通风，通风时避免寒风侵入人体。寒潮天气外出执行防疫活动需要注意出行安全，提防路面湿滑，这个时期仍然需要我们坚持、再坚持、胜利在望。

（来源：澎湃新闻）

家庭是温暖的避风港

48.

爱可以战胜死亡和对死亡的恐惧。只有爱才能使生命维持和延续下去。

——［俄］屠格涅夫

疫情链接

让青春在战"疫"中闪耀光芒

新冠肺炎疫情防控工作到了最吃劲的关键阶段，全国人民正全力以赴同时间赛跑、与病魔较量。这其中，各地青年人积极投身抗击疫情的战场，"学着前辈的样子"勇往直前。

他们用坚守挺起了青年人的担当。从奋战在全国各地抗"疫"一线的医务工作者，到武汉火神山、雷神山医院工地的建设者，从坚守在交通运输行业最前沿的服务人员，到搬运急救物资的志愿者……处处都有青年人的身影。岗位不同、角色不同，却因着共同的使命感，成为年轻而勇敢的"逆行者"。

他们用无悔诠释了青年人的拳拳赤子心。来自全国各地的青年医生写下请战书，"不计报酬，无论生死"；南昌铁路局20名青年司机毫不犹豫选择值乘途经湖北地区的列车；年轻的女医护人员为了避免交叉感染，毅然剪掉自己的长发……人们不禁感慨，原来"90后"这么快就长大了，原来青年一代早已在不知不觉中肩负起了属于他们的责任。

青年人什么样，中国的未来就是什么样。在祖国需要的时候，在人民需要的地方，广大青年怀揣"召之即来、来之能战、战之必胜"的勇气，用自己的"硬核力量"展现着青春担当，散发着青春的光芒，在防控疫情阻击战中写下无悔向前的青春诗行。（来源：新华社）

‖‖ 心灵的宽慰 ‖‖

隔离在家，更感觉家是一个温暖的"幸福岛"。平时忙忙碌碌，没有意识到家的重要性，认为那只是一个睡觉的地方，现在才真正感觉到家的重要。有人感叹：多想家庭的好处，不想家庭的缺点。家庭是自己悲伤时的抚慰剂，能够缓解各种精神压力，更是躲避灾难的庇护所。家庭让我们的面貌清新可人，使我们的紧张消除，让我们变得更加成熟和沉稳。家庭，使我们体力得到恢复，"伤口"得到愈合的同时，让我们的灵魂得到慰藉。

在疫情期间，我们能够拥有良好的家庭关系，会让身心更加健康。多付出爱与奉献，把家庭一切关系搞好，多宽容，多理解，多鼓励，多赞美，相信病毒很快就会离我们而去，接下来幸福快乐就会与我们相伴。虽然我们今天遭遇病毒，但我们定能克服病毒。我们自不辱使命，让世界感动。人因为有挫折，人生才会变得充实美好起来。相信有家的爱，一切都会好起来，家庭的良好关系会让我们每一个人更健康、更快乐。

我们在平时经常会抱怨，或者认为居家生活中的事务太烦琐，譬如老人要看病，孩子要读书，柴米油盐酱醋茶，处处都要精打细算。甚至自己在事业上失落的时候，还有过一种念头：家就是一种羁绊。可是连自己也没有想到，当灾难的暴风骤雨降临的时候，自己夺路投奔的方向，就是自己平时厌烦的家。于是，在这时候，许多人感到家是多么重要，也只有自己的家才会收留自己。

许多人经过新冠肺炎疫情的考验，认为家庭更加和睦了，夫妻更加恩爱了，心情更加舒畅了，为了家庭，更应该好好工作，健康地活着。活得更加明白，更加幸福。

我们能够感受这么平淡的幸福吗？肯定天天在感受。因为家庭的温暖和幸福就是这么简单，只要自己沉浸在任何一件小事中，自己随时都会感到家是多么的温暖，而不用非要在疫情降临时才有感受。

有时候，自己认真地想一想，其实真真切切存在于我们身边的家庭温暖，往往自己看不到，因为它是被我们的心灵所珍藏着的，并且在日常生活中，也难以感受到。只有在疫情前面，才让自己猛然发现。

愿你有个幸福的家，

再忙时也不要忽视它，

随时要用爱心去浇灌，

不忘恋爱时的情爱话。

心灵处方

有个幸福的家不仅是在疫情降临时的最后避难所，也是平时温暖的避风港。自己不要去肆意践踏家庭的美好，更不要无端地去伤害家人。一个幸福的家，就是自己一生最大的财富。因为情浓意浓是家，琐碎平淡也是家，温暖如春更是家。

健康小贴士

复工后上班出行，哪种方式最安全？

推荐交通方式排名：走路 > 共享单车 > 自驾出行 > 共享汽车 > 出租车 > 非拥挤时段公共交通 > 高峰期公共交通。

疫情期间推荐步行和骑车上班，如果条件不允许，需乘坐公共交通出行的人员，建议避开人流高峰期。

无论乘坐什么交通工具，即便戴了口罩，也要尽量避免面对面站立，人与人保持1米以上距离，到达目的地后要洗手。（来源：澎湃新闻）

明白活着
的真谛 49.

要探索人生的意义，体会生命的价值，就必须去追寻能使自己值得献出生命的某个东西。

——［日］武者小路实笃

⸰ 疫情链接

世卫组织"总动员"加快新冠病毒全球研发步伐

2月11日—12日，世卫组织新冠病毒研究创新论坛在其日内瓦总部举行，全球300多位权威科研人员（线上和线下）乃至公共卫生官员、研究资助机构代表等齐聚一堂，讨论直到两个月前还完全陌生的新冠病毒。

由于新冠病毒"太新"，当前抗击疫情面临一连串急需解决的难题。如世卫组织总干事谭德塞在开幕式上所言，现在还不清楚新冠病毒中间宿主是谁，传播动力学如何，传染期多长，哪些样本应用于诊断和监测治疗，管理重症病例有何最佳方法，开展研究需要注意哪些伦理问题，不仅如此，甚至还要找出现在可能都没有意识到需要问的问题。

情况虽急，谭德塞强调要以尊重科学规律的务实精神面对。他指出，世卫组织预想论坛并不能马上解决眼前的所有问题，而是希望与会人员就需要提出的问题以及今后如何回答这些问题商定一份路线图。这份路线图不仅可以指导科研工作，还可以帮助研究资助机构了解科研重点，从而做出能够产生最大公共卫生效用的投资。

综观此次论坛，谭德塞反复强调"团结"二字，表示当前疫情是对全球政治团结、金融团结、科学团结的考验，各方需要团结起来抗击一个不分国界的"共同敌人"。（来源：中国新闻网）

‖‖ 心灵的宽慰 ‖‖

能够感悟人生的真谛，就能真正享受人生的幸福。知道如何智慧地生活，知道如何勇敢地面对疫情，这就是最幸福的人生。"不求是贵，少病是寿，够用是富，无欲是福，感谢是喜。"这话多么精辟！人在没有生死考验时，不会体会到自己是如此幸福，只有在自己失去这些东西时，才会领悟到幸福的意义。不要以为幸福离我们很遥远、很陌生，其实幸福离我们很近，只要我们能够静心去感受。

在我们普通人眼里，幸福就像是一位天使，只有当名誉、地位、财富或者是爱情来临的时候，它才会飞来与我们相会。我们不断地追逐它，拼命地捕捉它，但是它却顽皮地躲到别人的怀里，于是我们就会深深地感叹命运的不公。

平时的生活中有太多的疏忽，生命中有太多的麻木，人生中有太多的冷淡，于是我们没有感到幸福。当清晨的阳光从我们的窗前倾泻进来，而因为我们匆忙却丝毫感觉不到它的明媚和温暖；当我们囫囵吞枣般吃掉家人端上来的早餐，没有感到家庭的幸福，没有任何的味道，因为感觉天天如此；当我们去往上班的路上，我们忽略了与熟人的招呼，一味地为道路的拥挤怨言，没有感受友情的可贵；当我们在工作中，有时为同事的办事效率焦躁不已，却忘了他们为了加班而疲惫的眼神；当勤杂工面带微笑送上茶水，我们却怀疑人家微笑的真诚，甚至还会埋汰一句："没追求！"

于是，阳光因主人的淡漠悄悄地溜走，家人因得不到感激而失去温情，熟人因冷落而渐渐陌生，同事因焦躁而失去信心，那清香的茶水也更加索然无味。只有在我们面临灾难的威胁，生命面临危险的时候，也许我们能够感悟到生活中的一切是多么的可贵？！

当我们在焦虑烦躁、怀疑成功的可能性、抱怨活得太累的时候，我们也许能够思索人生。

但是，这次新冠肺炎疫情，让许多人感悟到了人生的意义、人生的幸福。其实幸福很简单。我们应该明白，幸福是人们自己的感觉，它就像是崇拜你的小人物那样时时刻刻地想陪着你，只要你愿意，它就会随声附和地陪你喜怒哀乐。一旦你漠视它的存在，它就像被吓着了的小猫，悄悄地走开了。

我们当然渴望事业的成功，渴望梦中的爱人陪伴身边，但你一定不要忽略了追求过程的美丽。倘若你无视过程的存在，你就不可能有任何幸福的感觉。没有登山的辛苦，哪有到达顶峰的喜悦？学会把握生活中的每一种给予，你也就拥有了生活的幸福。活在每一个平淡静默的日子里，感受每一个瞬间的永恒，这才是活着的真谛。

愿我们不再把幸福的东西抛弃，

不再麻木地、无知地生活。

那种"身在福中不知福"的感悟，

只有自己经过灾难的洗礼才有。

心灵处方

珍惜人生。生活中太平常的、太普通的东西，自己往往不会在乎，因为习以为常。如果灾难的打击能够使我们意识到什么叫幸福，那也是一种收获。所以，我们要懂得如何去寻找幸福，并如何珍惜它。

健康小贴士

复工了，下班后做好 5 个动作不把病毒带回家

这些天，上班族们陆续返岗，但疫情当前，大家对出门都充满恐惧，生怕接触到病毒或者不小心把病毒带回家。其实，只要做好这些预防措施，切断病毒传播也不是什么难事！

1. 脱鞋。

将外穿的鞋子放置于通风的门外，更换干净的居家拖鞋。

2. 脱外衣。

将外套、外裤脱下，放置阳台挂起晾晒。若去空旷人少的地方：外衣晾在通风处即可；若乘坐了公共交通工具，需轻脱衣物，不要抖动。

3. 摘口罩。

捏住口罩带子，从一侧耳朵处摘下挂绳，再从另一侧摘下口罩挂绳，注意不要触碰口罩外侧，因为此处已经污染。

4. 洗手。

处理完口罩和衣物，使用肥皂或洗手液用流动水清洗双手，搓手 20 秒钟，擦干。也可以使用免洗消毒液快速洗手。

5. 对物品进行消毒。

用酒精棉片擦拭清洁手机、钥匙、耳机、钱包、卡包、卡片、保温杯等随身物品，以及鼠标、键盘、笔记本等办公用品。（来源：人民网）

相信科学一定能够战胜新冠肺炎 50.

居于一切力量之首的，成为所有一切的源泉的是信仰，而要生活下去就必须有信仰。

——［法］罗曼·罗兰

疫情链接

新冠肺炎部分治疗药物已初步显示出良好疗效

国务院联防联控机制 2 月 15 日举行发布会。科技部生物中心主任张新民介绍，药物研发组织全国优秀科研团队，利用计算机，对 7 万个药品和新化合物进行筛选，遴选出 5000 个可能有效的候选药物，之后又选定了 100 个药物在体外进行细胞实验。磷酸氯喹、法匹拉韦、瑞得西韦正在进行临床试验。目前部分药物已初步显示出良好疗效。（来源：《新京报》）

心灵的宽慰

新冠肺炎肯定能被人类征服。虽然这一新的传染病可能会与人类长期共存，但是人类最终会彻底战胜它。如 1977 年发现的军团菌、埃博拉、出血热；1983 年发现的艾滋病，至今仍然是人类健康的大敌。当然，"新冠肺炎"也不例外。虽然病毒是危险的，但是人类在与病毒斗争中，时间在人类一方。一旦新冠肺炎疫苗研制成功，并且得到广泛的应用，这一疾病就会与历史上一度肆虐的其他传染病一样，被人类牢牢控制。

危机是大考，也是脱颖而出的机会，真正有智慧的人或企业，决不会放过任何一次在大考中脱颖而出的机会。如果说豪杰可以征服天下，但唯有圣贤可以征服自己——征服自己的烦恼，征服自己的小我，开发心中的无尽宝藏，提升格局和境界，成就"大我"。

尽管我们还处于新冠肺炎病魔的威胁之中，但是从科学家只用了很短的时间就成功分离了这种病毒，我们应该感到欣慰和看到希望。当我们在家休息或者悠闲地看书、看电视和做家务时，科学家们正在紧张地寻找新冠肺炎病毒的源头。让我们从各种新闻中来冷静地分析和思考，并向科学家们致以最崇高的敬意。

客观地看，人类总是受到各种传染病的威胁，同时一刻也没有停止过与传染病病毒的斗争。"原本在猪、老鼠、鸡等动物体内默默无闻生存的可引起轻微肺炎和感冒症状的病毒，有可能突然获得了向人类传染的强大感染力，从而变成了凶猛的病原体"。譬如历史上发生的可怕的鼠疫，造成了成千上万人的死亡。专家认为，"随着人类生存条件的变化，全球贸易活动、远程旅行的频繁，以及气候变化等，像'非典'这种新传染病的出现并不意外。近二三十年来，一直有新型病原体出现，未来这一趋势还会延续。这主要是由于人类自身引起的。尤其是在一些大都市，人口极端密集，大批量的工业化生产使得一些被污染的食品可能同时接触到大量人群；而在一部分热带地区，诸如饮用水等一些基础设施条件跟不上，也为新病菌的出现创造了条件"。同时，专家提醒道："控制传染病的关键环节是尽快有效切断'传染链'。不光是在医院内，而且对于病患的家属和其他可能的接触者要实施有效隔离，并加强观察。"

我们要遵循"坚强的领导、顽强的毅力、科学的态度、必胜的信念"的原则，这是我们彻底取得抗击新冠肺炎胜利的法宝。我们既不能害怕病毒，相信科学一定能战胜它，也不能盲目自信和乐观，特别是在长期抗击新冠肺炎时间里，许多人往往会产生麻痹大意的心理，放松应有的警惕心，以至于形成新的灾难。每一个人要学会科学地生活，准备持久的预防行动，这是保护自己和他人最有效的方法。

我们必须坚定信念，因为人类面对的每一次灾难都是依靠科学的力量来渡过难关的。

愿科学的力量能够迅速战胜新冠肺炎，

马上还人民一个快乐和幸福的天地。

愿人们能够意识到科学生活的重要性，

别让不良的生活习惯毁了你。

心灵处方

我们应该相信科学，并且必须相信科学，因为只有科学才是我们战胜新冠肺炎的有力武器。从自己的科学生活做起，切实搞好自己的预防工作。

能量加油站

歌曲《万众一心》

词：朱真伟

那是光明的队伍	我们是人民子弟兵
向着黑暗的病毒	我们是白衣战士
那是坚定的勇士	我们是警察安防
向着惊慌的无助	我们是志愿人士
那是温暖的守护	我们是政府社区
向着侵袭的孤独	我们是街道乡村
相信有爱就有光	我们是同根弟兄
有光就能冲破暗	我们啊十指连心
我们万众一心	我们万众一心
我们携手前进	我们携手前进
相信共助的力量	相信共助的力量
筑强健康的堤坝	共举华夏的光明

♥后记

新冠肺炎疫情发生后，马上思考能否做点力所能及的事情？结合自身的特点，就写些心灵安慰的文章吧。刚好在 2003 年"非典"横行的时候，自己就写过一点心灵安慰的文章，于是在这个基础上马上动手，做了全新的内容修改增删，形成了现在的拙作。在此，要特别感谢浙江省人民政府副省长陈奕君、中国建设银行董事长田国立、中国信达资产管理股份有限公司董事长张子艾和中国金融作家协会主席阎雪君的鼓励和支持，以及在 2003 年"非典"期间写作时张献华同志给予的帮助和支持。这次成书还要感谢闻建明、陈鹰、张力慧、刘丰梅、石丽晖、萨日娜、王艋、莫琪、李晔等同志的帮助和支持。